DE LA

GASTROSTOMIE

DANS LES

Rétrécissements non cancéreux de l'œsophage

PAR

Le Dr Marcel COHEN

———————

PARIS

A. DELAHAYE et E. LECROSNIER, ÉDITEURS

PLACE DE L'ÉCOLE-DE MÉDECINE

—

1885

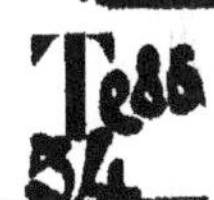

DE LA

GASTROSTOMIE

DANS LES

Rétrécissements non cancéreux de l'œsophage

PAR

Le D' Marcel COHEN

PARIS

A. DELAHAYE et E. LECROSNIER, ÉDITEURS

PLACE DE L'ÉCOLE-DE-MÉDECINE

1885

DE LA GASTROSTOMIE

DANS LES

Rétrécissements non cancéreux de l'œsophage

INTRODUCTION.

Parmi les opérations qui ont pour but de rémédier aux rétrécissements infranchissables de l'œsophage, la gastrostomie est, ainsi qu'il résulte des statistiques les plus récentes, celle qui a été pratiquée un plus grand nombre de fois, et qui a donné les plus beaux résultats (1).

(1) 207 *Gastrostomies* ont donné 61 *morts* soit une mortalité de . . . . 29,47 %
et une *survie moyenne* de 82 jours.
32 *OEsophagostomies* ont donné 19 *morts* soit une mortalité de . . . . 59,37 %
et une *survie moyenne* de 52 jours.

Rien cependant ne faisait prévoir avant 1876, la brillante carrière que la gastrostomie devait parcourir depuis. Proposée par Egeberg en 1837 et pratiquée pour la première fois par Sédillot en 1849, cette opération donna par la suite des résultats déplorables. Un guéri sur 31 opérées (1).

La phrase suivante du traité de Follin et Duplay indique assez le peu d'estime qu'on accordait à cette opération : « Ces résultats, dit M. Duplay, sont peu encourageants et paraissent même suffisants pour proscrire cette opération (2).

A partir de 1876, époque à laquelle

19 *Œsophagotomies internes* ont donné 6 *morts* soit une *mortalité* de. . . . . 31,57 % et une *survie moyenne* de 256 jours.

5 *Œsophagotomies combinées* ont donné 2 *morts* soit une *mortalité* de. . . . . 40,00 %

5 *Œsophagectomies* ont donné 3 *morts* soit une *mortalité* de . . . . 60,00 %

3 *Divulsions rétrogrades à la Loreta* (a) 3 succès.

(Les malades étaient encore bien portants en avril 1884, époque à laquelle s'arrête cette statistique.)

(S.-W. Gross. " Treatment of strictures of the œsophagus ". Americ. Journ. med. sciences, juillet 1884, p. 65.)

(a) Loreta. " La divulsione strumentale dell' esofago et del cardia invece de la gastrostomia. Bologne, Trèves, in-8, 1884. A Ceccherelli. Lo gastrostomia nei restringimenti dell' esofago " Rivista clinica, oct. 1884, T. XXIII, f. 10, p. 916.

(1) .L-H. Petit. Traité de la gastrostomie, Paris, 1879, in-8, p. 66 et suivantes.

(2) Follin et Duplay. Traité de Path. ext. T. V, p. 284.

M. le professeur Verneuil publie le premier cas de guérison durable, les chirurgiens reprirent courage, les gastrostomies se multiplièrent, et un grand nombre d'entre elles furent couronnées de succès.

La plupart des auteurs ne virent avec Nussbaum (1) dans ces excellents résultats, qu'une nouvelle preuve des bienfaits de la méthode antiseptique, que M. Verneuil employa le premier dans la gastrostomie. Cette manière de voir a paru trop absolue à d'autres chirurgiens, et on pourrait plutôt, croyons-nous, les attribuer avec M. Petit (2) : « 1° aux progrès accomplis dans la chirurgie générale et dans la chirurgie abdominale et dont a profité la gastrostomie, et 2° à la confiance plus grande des chirurgiens dans le manuel opératoire, dont les perfectionnements ont permis d'intervenir plus tôt qu'autrefois par conséquent chez des sujets moins épuisés. »

Se basant comme ci-dessus sur la statistique de Vitringa (3), M. Petit ajoute : « Les succès de la gastrostomie sont très différents, quel que soit le procédé employé, suivant qu'on a opéré chez des cancéreux ou chez des sujets atteints de rétrécissement cicatriciel de l'œsophage. Les cancéreux n'ont guère bénéficié des progrès accomplis, un très petit nombre ont survécu quelques mois, les autres sont morts des suites immédiates

(1) Nussbaum. Deutsche Chirurgie, Lief, 44, p. 57, 1880.
(2) Congrès de Copenhague. Revue de chirurgie. novembre 1884, p. 905.
(3) Vitringa. " Over gastrotomien ". Groningen, in-8, 1884.

ou éloignées de l'opération et le plus souvent par suite de la généralisation cancéreuse qui existait déjà dans les viscères internes. »

Et pourquoi faire courir à un malheureux cancéreux les risques d'une opération si grave que la gastrostomie, quand il existe un moyen aussi simple qu'efficace pour l'éviter? Ce moyen, préconisé par MM. Krishaber et Verneuil, consiste tout simplement à introduire dans le rétrécissement, alors qu'il est encore perméable, une sonde en caoutchouc rouge qu'on laisse à demeure, et au moyen de laquelle on introduit dans l'estomac des aliments liquides.

MM. Krishaber et Verneuil ont pu laisser ainsi pour des cancers de l'arrière-gorge, des sondes à demeure pendant plusieurs mois et même pendant une année, sans jamais observer des signes graves d'intolérance (1). Nous avons été témoin de deux faits analogues l'été dernier à l'hôpital Saint-Louis dans le service de M. Pean suppléé par M. Prengrueber. L'un des malades mourut par suite des progrès de l'affection cancéreuse après avoir gardé la sonde à demeure près d'un mois; le deuxième dont le rétrécissement était presque infranchissable au moment de l'entrée, engraissa de 20 livres environ au bout d'un mois et demi par ce moyen et quitta l'hôpital pouvant introduire avec facilité par le nez dans l'estomac un tube de Faucher de petit calibre (2).

---

(1) Rev. de chirurgie. Loc. cit.

(2) Albert (de Vienne) prétend qu'on trouve difficilement des malades qui acceptent de porter continuellement un tube dans le

Quoi qu'il en soit, la gastrostomie pratiquée même pour des rétrécissements cancéreux est loin d'avoir donné de mauvais résultats, lorsque, bien entendu, on s'y est pris à temps. La statistique du professeur Gross, de Philadelphie, est tout à fait concluante à cet égard. Un malade de *Whithead*, de Manchester, opéré pour un rétrécissement cancéreux vivait encore treize mois après l'opération ; et un deuxième opéré par le même chirurgien n'est mort que douze mois et demi après.

Ce sont là de beaux succès sans doute ; cependant on peut se demander si, parmi les malades opérés pour des soi-disant cancers de l'œsophage, il n'y en avait pas quelques-uns porteurs de ces *rétrécissements alccoliques* (1) signalés dernièrement aux Congrès de Copenhague par M. Verneuil, et qui simuleraient beaucoup les rétrécissements cancéreux, tout en étant moins graves.

John Fagane a également insisté au Congrès des chirurgiens anglais de 1884 sur la difficulté de diagnostic entre les rétrécissements cancéreux et certains rétrécissements fibreux qui présentent tout le cortège symptomatique des premiers (2).

Enfin, nous devons nous demander avec M. Verneuil,

---

nez ou dans la bouche, qu'ensuite l'introduction du tube dans le rétrécissement cancéreux n'est pas sans danger, il connaît déjà deux cas dans lesquels cette introduction a donné naissance à des hémorrhagies mortelles et enfin, dit-il, le contact du tube donne naissance à de l'irritation des parties et à de la nécrose. In C. Maydl. " Ueber gastrostomie " Wien med, Blætter, 1882, p. 648.

(1) Rev. de chirurgie. Loc. cit.

(2) British med. Journ., oct. 1884, p. 648.

étant donné que dans la plupart des cas on a mis un intervalle plusou moins grand entre les deux temps de
l'opération, ce qui suppose la perméabilité de l'œsophage,
si le bénéfice attribué à l'opération sous le nom de survie n'aurait pas été largement compensé par une existence de plusieurs mois sans opération (1).

Nous n'avons pas à insister davantage sur ce sujet,
notre but étant de le laisser de côté, à cause justement
de la divergence de vues qui existe entre les chirurgiens à ce propos ; et de ne nous occuper dans ce travail
que de la gastrostomie dans les rétrécissements non
cancéreux.

Ici ce n'est plus l'intervention qui est en cause, tous
les chirurgiens sont d'accord pour conseiller la gastrostomie dans les rétrécissements dits cicatriciels ;
mais là s'arrête cette unanimité. Le moment de l'intervention, quelques points très importants du manuel
opératoire, sont encore le sujet de continuelles discussions.

Ayant eu la bonne fortune, pendant les dernières
vacances, d'assister notre excellent maître, M. Prengrueber, dans une gastrostomie faite à l'hôpital Saint-
Louis pour une œsophagite caustique, nous avons pu
nous rendre compte de certaines difficultés que présente
cette opération.

A l'instigation de M. Prengrueber, nous nous sommes
proposé de recueillir les observations de gastrostomie
pour rétrécissement non cancéreux de l'œsophage

_____

(1) Bull. et mém. Soc. de chirurgie, n° 3, T. IX, 1883, p. 225.

publiées jusqu'à ce jour et nous efforcer de tirer de leur étude attentive, des conclusions sur les points en litige.

La plupart de nos observations ont été résumées d'après les observations originales, quelques-unes d'entre elles, d'après l'excellent Traité de la gastrostomie de L.-H. Petit, enfin un très petit nombre, celles dont nous n'avons pu nous procurer l'original, ont été copiées d'après le *London medical Record*, le *Centralblatt für Chirurgie* et la *Revue des Sciences médicales*.

Qu'il nous soit permis en terminant de remercier nos maîtres dans les hôpitaux. MM. Gosselin, Bourdon, de Saint-Germain, Siredey, Lailler, Péan et en particulier MM. Proust et Prengrueber pour la bienveillance dont ils nous ont toujours honoré et les excellents conseils qu'ils n'ont cesser de nous donner.

Que MM. Landouzy et et Debove veuillent recevoir ici l'assurance de notre profonde reconnaissance, pour les bons soins qu'ils nous ont donnés en septembre 1880 (diphthérie.)

Nous remercions MM. R. Durand-Fardel et Sapelier de l'amitié qu'ils nous ont montrée en cette circonstance, ainsi que nos bons amis Hamonic, Bardon et Valois.

Nous remercions également M. Walther, prosecteur des hôpitaux, qui a bien voulu nous permettre de faire quelques expériences sur le cadavre ; ainsi que MM. L.-H. Petit et Thomas sous-bibliothécaires de la Faculté: le premier, pour avoir gracieusement mis à notre disposition quelques ouvrages ayant trait à notre sujet et le second, pour nous avoir traduit deux observations du norvégien.

Nous prions enfin M. le professeur Verneuil de bien vouloir recevoir tous nos remerciements pour l'honneur qu'il nous a fait en acceptant la présidence de cette thèse.

DÉFINITION, HISTORIQUE, DIVISION DU SUJET.

DÉFINITION. — La gastrostomie (bouche stomacale de γαςτηρ estomac et στομα bouche) mot créé par Sédillot en 1847, est une opération par laquelle on établit à travers les parois de l'abdomen et de l'estomac maintenues en contact une *ouverture permanente* qui a pour but de fournir à l'alimentation une voie artificielle; de permettre quelquefois en cas de rétrécissement non cancéreux le cathétérisme rétrograde, c'est-à-dire par la fistule et le cardia; enfin de rendre possible la guérison spontanée de certains rétrécissements.

Nous nous sommes permis de modifier la définition que Petit donne d'après Sédillot, nous basant : 1° sur les succès récents de Schattauer, Bergmann et Hjort qui sont parvenus à rétablir les voies normales de l'alimentation par la fistule gastrique ;

2° Sur les cas nombreux de rétrécissements infranchissables avant l'existence de la bouche stomacale et devenus perméables plus ou moins longtemps après (cas de Howse, de Davies-Colley, etc.), ou bien trouvés perméables après la mort (cas de Sands, Langenbuch, etc.) lorsque la survie n'a pas été assez longue pour permettre aux éléments inflammatoire et nerveux de disparaître, ceux-ci étant entretenus et provoqués dans certains cas (œsophagites) par le passage des aliments et le cathétérisme.

En d'autres termes la gastrostomie *permet :*

1° De nourrir indéfiniment un homme dont l'œsophage a disparu d'une façon irrémédiable en tant que conduit ;

2° De traiter chirurgicalement certains rétrécissements qui auraient suffi à entraîner la mort à bref délai avant tout succès opératoire ;

3° De rendre possible la guérison spontanée de certains rétrécissements compromettant immédiatement la vie et curables cependant par les seuls efforts de la nature.

Le terme *gastrostomie* est généralement employé aujourd'hui comme synonyme d'opération ayant pour but l'établissement d'une fistule gastrique ; cependant quelques chirurgiens désignent encore l'opération qui nous occupe sous le nom de *gastrotomie,* provoquant de la sorte une confusion regrettable entre plusieurs opérations dont le but est absolument dissemblable ; et rendant pénibles les recherches bibliographiques.

HISTORIQUE. — Nous avons déjà dit quelques mots à ce propos dans notre introduction, nous nous bornerons à donner ici un petit résumé de ce qui a trait aux rétrécissements non cancéreux.

Le premier malade *gastrostomisé* pour rétrécissement cicatriciel fut un enfant de 4 ans environ, opéré par Cooper Forster, le 12 mai 1859. Le petit malade mourut quatre jours après, d'une péritonite déterminée par l'épanchement des aliments dans la cavité abdominale.

Bryant, Maury, Jouon, Jackson et Mœller ne furent pas plus heureux que C. Forster, et leurs opérés moururent dans un délai variant de quatorze à cent trente heures.

En 1876, le cas de M. Verneuil vient mettre fin à cette série malheureuse.

Cet éminent chirurgien utilisant d'un côté pour la gastrostomie les perfectionnements opératoires apportés par M. Labbé à la gastrotomie, améliorant d'un autre côté la manière de fixer l'estomac aux parois abominales, obtint un succès qui se renouvella plusieurs fois depuis par son *modus faciendi* (1).

Depuis 1876 jusqu'au commencement de cette année (1885) la gastrostomie pour rétrécissement non cancéreux a été pratiquée en France 5 fois dont 4 cas publiés et 1 inédit (2) ; ce sont ceux de MM. Le Dentu, Tillaux, Lucas-Championnière, Demons et Prengrueber. Malheu-

---

(1) Nous ne sommes pas convaincu du tout que l'incision conseillée par M. Labbé soit pour quelque chose dans le succès de M. Verneuil, nous démontrons du reste plus loin que cette incision excellente pour la gastrotomie n'est pas utilisable pour la gastrostomie, où il faut opérer le plus haut possible. Si nous avons inséré dans notre historique les revendications de M. Labbé, c'est pour nous conformer à l'avis exprimé par la Société de chirurgie.

(2) A ces cinq cas nous devons ajouter : 1º un cas inédit de M. Segond, couronné de succès, et 2º le cas que M. Terrillon vient de communiquer tout récemment à l'Acad. de méd. (V. p. 143.)

reusement les malades moururent à bref délai. Un de ces derniers mérite une mention spéciale, c'est le malade de M. Tillaux dont l'état mental laissait à désirer, et qui préféra mourir de faim dix-sept jours après l'opération plutôt que de continuer à se nourrir par la fistule.

Si au contraire nous envisageons la gastrostomie à l'étranger pour le même motif, nous trouvons 41 cas dont la plupart appartiennent à l'Angleterre. Parmi ceux-ci nous trouvons les brillants succès de Howse dont la malade vécut trois ans; ceux de Davies-Colley, de Bryant, de Herff, etc., dont les opérés étaient très bien portants, après une survie respective de 53 mois, 43 mois et 56 mois.

Ces succès furent attribués à la méthode en deux temps(1) préconisée par Howse en 1879 et qui porte actuellement son nom (V. p. 35).

On verra plus loin que ce chirurgien conseille de fixer d'abord solidement l'estomac à la paroi abdominale et de ne l'ouvrir que cinq ou six jours plus tard, c'est-à-dire lorsque les adhérences entre les deux feuillets péritonéaux sont parfaitement établies.

Sans vouloir préjuger les faits, nous pouvons dire dès à présent que c'est encore là une opinion trop absolue. Les deux malades de Trendelenburg qui furent opérés suivant la méthode employée par M. Verneuil, et dont l'un mourut huit mois après l'opération et l'autre quatre ans après d'une affection absolument indépendante

(1) C'est à Jouon, de Nantes, que revient l'honneur d'avoir employé le premier cette méthode, ce chirurgien ouvrit l'estomac vingt-quatre heures après l'avoir suturé. (Voy. obs. IV et p. 56.)

de l'opération (carie du rocher dans le décours d'une scarlatine) sont des preuves irréfutables de ce que nous venons d'avancer. Nous reviendrons du reste et avec quelques détails sur ce point à propos du manuel opératoire.

Au commencement de 1883, la gastrostomie entre dans une nouvelle phase ; de simple opération palliative elle devient curative. Schattauer (V. obs. XXXVIII) parvint, en effet, chez une petite fille de 12 ans, à dilater deux mois après l'établissement de la fistule gastrique et par cette dernière, un rétrécissement œsophagien absolument infranchissable par les voies supérieures, et réalise de la sorte l'hypothèse émise en 1841 par Egeberg (1) dans son remarquable mémoire (2).

Presque en même temps, von Bergmann, par un procédé différent de celui de Schattauer. (Voy. observ. XXXIX), a le bonheur de rétablir par la fistule gastrique la voie normale de l'alimentation ; ceci fait, il ferme l'ouverture stomacale et la plaie abdominale et obtient ainsi une guérison complète. L'année dernière (1884), Hjort, de Christiania, arrive au même résultat par l'emploi de la galvanocaustique chimique (Voy.

(1) « On pourrait, dit cet auteur, ouvrir une voie vers la cavité de l'estomac, soit pour injecter une quantité convenable d'aliments, *soit pour attaquer les rétrécissements de l'œsophage par leur partie inférieure (mot à mot: au-dessous de leur limite)*. Voyez Mém. d'Egeberg. In Traité de la gastrostomie, p. 117.

(2) Le cathétérisme rétrograde dans les rétrécissements de l'œsophage avait déjà été essayé, par Schönborn et Trendelenburg, mais sans succès. Tout récemment encore M. de Cérenville (Voy. obs. XXXXIII) obtint également un insuccès.

Ajoutons pour mémoire que la gastrostomie a inspiré au pro-

obs. XLIX). De sorte qu'aujourd'hui on peut dire avec de Bergmann qu'une fois la gastrostomie pratiquée, le rétablissement de la perméabilité œsophagienne s'impose pour ainsi dire au chirurgien dans le cas de rétrécissement cicatriciel.

La gastrostomie a été dans ces dernières années, de la part des chirurgiens, l'objet d'un grand nombre de publications parmi lesquelles nous devons citer celles de Maydl, d'Alsberg, de Blum, de Bergmann, de Morell-Mackenzie, de Hjort, de Nicolaysen, de Gross, de Ceccherelli, etc. etc. Citons également les thèses de Muselli, Friedel, Dausse et Vitringa. On trouvera du reste dans le cours et à la fin de ce travail, une bibliographie à peu près complète des publications qui concerne notre sujet.

fesseur Loreta, de Bologne, une nouvelle opération qu'il désigne sous le nom de divulsion instrumentale de l'œsophage et du cardia par la gastrostomie (1). Cette opération consisterait : à pratiquer la gastrostomie, à rompre le rétrécissement par l'ouverture stomacale et à fermer celle-ci séance tenante, dès que le calibre de l'œsophage semble assez large pour pouvoir donner passage aux aliments (2). Le mot de gastrostomie a été, selon nous, appliqué très mal à propos dans cette circonstance, car ce terme implique l'existence d'une fistule gastrique et nous n'y voyons à peine qu'une simple taille stomacale. Nous n'avons pas à apprécier ici cette opération, qui a donné paraît-il 3 succès sur 3 opérés ; cependant on peut dire avec le professeur Gross que le temps écoulé depuis l'opération n'est pas suffisant pour juger de la valeur du procédé.

(1) Voyez note (a) p. 6.
(2) S. W Gross. Treatment of strictures of the œsophagus, loc. cit. p. 65.

Nous devons citer également les discussions récentes qui ont eu lieu à la Société de chirurgie à ce propos, en 1883 et au commencement de 1884 ; et au Congrès de Copenhague.

DIVISION DU SUJET. — Nous diviserons notre travail en quatre chapitres : Dans un premier chapitre nous étudierons *les indications et contre-indications de la gastrostomie*, le deuxième aura trait au *manuel opératoire*, dans le troisième nous parlerons des *accidents de la gastrostomie* et dans le quatrième et dernier chapitre, nous examinerons les *résultats* donnés par cette opération.

CHAPITRE PREMIER.

INDICATIONS ET CONTRE-INDICATIONS.

A. Indications.

Nous envisagerons à ce propos la gastrostomie dans les différents rétrécissements de l'œsophage, en insistant bien entendu sur ceux qui se présentent le plus fréquemment, nous voulons parler des rétrécissements cicatriciels.

Pour plus de facilité nous adopterons la division des rétrécissements du professeur Verneuil (1), en les groupant suivant qu'ils présentent par leur marche des indications spéciales, au point de vue de l'opération qui nous occupe.

(1) M. le professeur Verneuil divise les rétrécissements en général en :

1º Rétrécissements par défaut de fonctionnement.

2º   —   tératologiques ou par défaut de développement.

3º   —   cicatriciels ou par perte de substance (réparée).

4º   —   par inflammation aiguë ou chronique.

5º   —   néoplasiques.

6º   —   spasmodiques.

A. Verneuil. Art. « Rétrécissement ». In Dict. encyclop., t. IV, III S., p. 246.

Cohen.   2

Nous étudierons donc successivement les indications de la gastrostomie dans :

1° Les rétrécissements tératologiques. — Cloisonnement complet ou incomplet, atrésie avec absence partielle de la longueur de l'œsophage, etc.

2° Les rétrécissements spasmodiques.

3° Les rétrécissements par inflammation aiguë (œsophagite).

4° Les rétrécissements cicatriciels ou par perte de substance réparée. — Caustiques, ulc., diphtér., tubercul., corps étr.

Rétrécissements par inflammation chronique............. — Alcooliques. Par hypertrophie musculaire, induration, annul. de Rokitansky.

Rétrécissements néoplasiques... — Fibreux. Syphilitiques.

Rétrécissements par compression.

Rétrécissements par obstruction ??

1° Gastrostomie pour rétrécissements tératologiques. — Il n'existe pas actuellement dans la science, que nous sachions, de cas de gastrostomie pratiquée pour des arrêts de développement de l'œsophage.

M. le professeur Tarnier lut, en 1866, à l'Académie de médecine, à propos d'un cas d'imperforation de l'œsophage, une note basée sur douze cas semblables.

Il considère la gastrostomie comme l'opération la plus rationnelle dans ces circonstances, mais il ajoute que la petitesse de l'estomac et l'étendue du foie se sont opposées à l'exécution du manuel opératoire dans les tentatives qu'il a faites sur le cadavre (1).

M. Périer (2) songea également à cette opération dans un cas d'absence partielle de l'œsophage, sans donner suite à son projet vu l'état du petit malade. Celui-ci cependant pesait 3,500 grammes à la naissance et vécut *sept jours pleins* sans avoir pris aucune nourriture.

Il nous semble qu'en tant que traumatisme opératoire, la gastrostomie n'est pas plus grave que l'établissement d'un anus artificiel par la méthode de Littre. Il est vrai que dans la gastrostomie il existe un obstacle qu'il est difficile de surmonter, nous voulons parler du foie. Cet organe, en effet, par sa situation au-dessus de l'estomac, par son étendue quelquefois considérable, constitue une difficulté sérieuse chez l'adulte, pour l'établissement d'une bouche stomacale, et à plus forte raison chez l'enfant où on le voit s'étendre souvent jusqu'à l'ombilic.

C'est donc là une objection autrement sérieuse contre la gastrostomie que le peu de viabilité des enfants invoquée par certains auteurs ; puisque nous voyons le petit malade de M. Périer vivre sept jours pleins sans nourriture aucune, et un autre enfant de Tarnier cité par Michel (3), qui vécut douze jours à l'aide de lavements alimentaires.

Nous laisserons à d'autres plus autorisés que nous la

(1) Tarnier. Bull. de l'Acad. imp. de méd. Séance du 17 juillet 1866, p. 884.

(2) Périer. Bull. Soc. anatom. 1873, p. 587.

(3) Michel. Art. Œsophage. In Dict. encyclop., II S., t. XIV, p. 451.

solution de ce problème, et nous nous contenterons, pour finir, de citer l'opinion de M. Michel (1) à ce propos :

« Après tout, de quoi s'agit-il ? d'un enfant voué à une mort certaine. Pourquoi l'art n'essayerait-il pas, même dans les plus mauvaises conditions possibles, le seul moyen qui puisse sauver la vie d'un nouveau-né ? »

Si dans tous les cas on se décide à intervenir, il faudrait le faire surtout, croyons-nous, chez des sujets chez lesquels le vice de conformation de l'œsophage n'est pas accompagné d'une ou plusieurs autres malformations.

2° *Gastrostomie pour rétrécissements spasmodiques.* — Il est peu probable qu'on soit jamais appelé à pratiquer la gastrostomie pour des rétrécissements purement spasmodiques, quoiqu'on les ait vus chez des femmes hystériques faire croire par leur persistance à une lésion organique. Mais lorsqu'il existe la moindre lésion de l'œsophage, l'élément nerveux prend chez les sujets prédisposés des proportions telles, qu'il détermine des troubles fonctionnels absolument analogues à ceux des rétrécissements cicatriciels, et nécessairement alors les indications deviennent absolument les mêmes que pour ces derniers rétrécissements (2).

(1) Michel. Loc. cit., p. 453.)

(2) M. Lacombe a rapporté tout récemment à la Soc. méd. des hôpitaux, un cas à peu près semblable chez un homme de 41 ans, alcoolique invétéré : on se disposait à intervenir chirurgicalement quand le malade mourut, et à l'autopsie on ne trouva aucune lésion soit de l'œsophage, soit de l'estomac. M. Lacombe a rappelé, en outre, le cas d'un malade de Bernheim qui subit l'œsophagostomie pour un rétrécissement également spasmodique. (Sem. méd. 1885, p. 86.)

Quoi qu'il en soit, on n'aura recours à la gastrostomie dans ces sortes de rétrécissements, qu'après avoir épuisé tous les moyens indiqués en pareille circonstance et, en première ligne, la dilatation.

C'est surtout dans des cas analogues qu'on voit le rétrécissement devenir spontanément perméable quelque temps après l'opération.

3ᵉ *Gastrostomie pour rétrécissement par inflammation aiguë.* — Nous avons ici surtout en vue l'œsophagite corrosive dont les malades de MM. Lucas-Championnière et Prengrueber sont deux exemples frappants. Que voyons-nous, en effet, chez ces deux malades. Tous les deux sont pris de dysphagie quelque temps après l'élimination du fourreau d'escharification (chez le malade de M. Lucas-Championnière celui-ci atteignit 12 centimètres), la dysphagie augmente de plus en plus, le cathétérisme ne fait qu'exaspérer le rétrécissement, et chez le malade de M. Lucas-Championnière il produit une perforation qui causa plus tard la mort du malade, lorsque l'état local de la fistule gastrique faisait espérer une guérison parfaite. Ces faits nous autorisent, croyons-nous, à dire que dans ces circonstances, *lorsqu'il a été impossible de laisser une sonde à demeure, la gastrostomie pratiquée le plutôt possible pourra seule donner au malade des chances de guérison.*

4° *Gastrostomie pour rétrécissement cicatriciel par inflammation chronique; syphilitique; fibreux; etc., etc.* — Nous avons placé dans ce groupe tous les rétrécissements dont les indications au point de vue de la gastrostomie sont identiques.

Il est incontestable que le meilleur traitement des rétrécissements cicatriciels de l'œsophage est la *dilatation lente, méthodique, progressive*. Or, pour permettre l'emploi de cette méthode de traitement il faut que le rétrécissement soit franchissable. « Tant qu'on peut encore introduire, dit M. le professeur Verneuil, la sonde de baleine de Colin qui sert de conducteur aux instruments dilatateurs, la dilatation progressive et lente doit être tentée avant toute opération et elle a grande chance de réussir (1). »

Ici une question se pose, le rétrécissement est-il réellement infranchissable ? M. Ollier (2) a cité au congrès de Copenhague deux cas dans lesquels il fut longtemps sans pouvoir passer ; mais, une fois l'obstacle franchi, la dilatation s'est faite rapidement, et en huit ou dix jours les malades ont pu manger des aliments solides. « La difficulté de franchir l'obstacle, dit M. Ollier, dépend parfois de véritables mouvements péristaltiques réflexes de l'œsophage, mais surtout du siège de l'orifice supérieure du rétrécissement, qui n'est pas toujours central, au fond d'une sorte de cul-de-sac, mais très près de la paroi de l'œsophage, et alors la sonde a beaucoup de peine à le trouver (Ollier, *loc. cit.*). »

Ainsi donc, le cathétérisme ne peut avoir qu'une valeur relative pour l'appréciation de la perméabilité ou de l'imperméabilité d'un rétrécissement.

Sans aucun doute, si on passe, le rétrécissement est perméable ; mais, si on ne passe pas, rien ne prouve qu'il soit imperméable.

(1) Verneuil. Congrès de Copenhague. In Rev. de ch. (loc. cit.).
(2) Ollier. Ibid., p. 906.

Mais le cathétérisme n'est pas le seul moyen d'apprécier cette imperméabilité absolue, il en est un autre sur lequel M. Prengrueber a appelé notre attention à propos de la malade qui fait l'objet de l'observation LIII, et qui nous paraît avoir une grande valeur. Voici en quoi consiste ce signe, tiré de l'étude approfondie des symptômes fonctionnels.

Les auteurs qui ont décrit les troubles fonctionnels provoqués par les rétrécissements de l'œsophage, ont particulièrement insisté, comme cela est facile à comprendre, sur les symptômes d'inanition; tous ont noté la faim et la soif, mais aucun d'eux n'a fait la distinction entre ces deux sensations.

Or, cette distinction est d'une importance capitale et voici pourquoi.

Dès que le rétrécissement est assez serré pour que les aliments, fussent-ils réduits en bouillie, ne puissent plus passer qu'en quantité infinitésimale, la sensation de la faim apparaît. Cette sensation, quelque pénible qu'elle soit, à quelque degré qu'elle puisse être portée, ne prouve en aucune façon que le rétrécissement est infranchissable. Il peut fort bien se faire que l'orifice très étroit soit encore perméable, qu'il donne passage à quelques parcelles d'aliments, mais que la quantité en soit trop minime pour permettre l'entretien de la vie : c'est dans ces conditions que très rapidement apparaît la sensation de la faim.

Les choses sont tout autres pour les liquides : par leur nature même ils filtrent lentement, graduellement, au travers de l'orifice si petit, si anfractueux soit-il, et leur pénétration dans l'estomac est suffisante pour épargner au malade les angoisses de la soif.

De tout ceci il résulte que la sensation de la faim précède de beaucoup l'apparition de la soif. C'est ce qui a été particulièrement remarqué sur la malade de notre observation LIII. Pendant fort longtemps la soif n'existait à aucun degré, alors que les angoisses de la faim étaient incontestables.

Mais quelque retardée que soit cette sensation de la soif, il n'en est pas moins vrai qu'elle finit par se produire et son mode d'apparition diffère du tout au tout de celui de la faim.

Cette dernière apparaît graduellement, tandis que la première apparaît brusquement, d'un jour à l'autre.

Il y avait plus de quinze jours que notre malade n'avait pris aucune espèce de nourriture, son angoisse et son anxiété étaient grandes, sa situation pénible, mais cependant elle allait et venait dans la salle; les premiers jours même elle avait refusé le lit qu'on lui avait offert à l'hôpital, et se contentait de venir tous les matins se soumettre à des tentatives infructueuses de cathétérisme.

Les choses en étaient là, lorsqu'une après-midi ses souffrances devinrent tout à coup intolérables, ses angoisses et son anxiété arrivèrent au paroxysme; c'est qu'en effet après des tentatives répétées de déglutition de boissons, la sensation de la soif s'était réveillée pour ainsi dire brusquement. Ses souffrances devinrent épouvantables et dès ce moment ses supplications prirent un caractère particulièrement navrant qui impressionnèrent vivement tous les assistants. Comment interpréter une pareille scène, si ce n'est en admettant, comme nous le disions tout à l'heure, que le rétrécissement perméable jusque là, bien qu'il ne pût être franchi par une sonde, avait complètement cessé de l'être, à ce point que le passage des liquides était devenu impossible et qu'alors les terribles angoisses de la soif avaient fait leur apparition.

Dans ces conditions, nous croyons qu'on peut poser en principe que l'apparition de la soif marque le moment précis ou tout espoir de franchir le rétrécissement est définitivement perdu. Les tentatives de cathétérisme parfaitement rationnelles jusque-là, n'ont plus leur raison d'être; dès lors, la gastrostomie doit être pratiquée d'urgence, ce qui ne veut pas dire, bien entendu, qu'il faille toujours attendre ce moment pour la pratiquer.

Tous les auteurs qui ont écrit sur la gastrostomie ne conseillent, en général, cette opération que lorsque le rétrécissement infranchissable siège au-dessous de l'extrémité supérieure du sternum, c'est-à-dire dans la portion cervicale de l'œsophage.

Il est généralement admis, en effet, que lorsque le rétrécissement siège au niveau du cou, on fasse de préférence l'œsophagostomie.

Quoique les résultats donnés par l'œsophagostomie soient loin d'être brillants (1), l'intervention nous paraît justifiée lorsqu'on a pu suivre l'évolution du rétrécissement, lorsqu'en d'autres termes on a pu se rendre compte de son siège exact et surtout de son étendue.

(1) Voy. page 79.

Mais le cas contraire peut se présenter (il est malheureusement encore assez fréquent); un malade n'a recours au chirurgien que lorsque son rétrécissement est infranchissable, le cathétérisme révèle un obstacle au niveau du cou; on pratique l'œsophagostomie, et alors de deux choses l'une : ou bien on tombe en plein rétrécissement, et tous les efforts pour introduire un cathéter dans la sténose restent sans effet (obs. d'Albert et de Sands); ou bien on tombe au-dessus du rétrécissement, comme cela est arrivé dans deux cas sur cinq cités par Gross (loc. cit.).

Ce n'est pas tout, en consultant notre tableau, on verra que plusieurs parmi les opérés étaient porteurs de deux rétrécissements, l'un siégeant au niveau du cou, l'autre au niveau du cardia. Dans la plupart des cas ce n'est qu'après avoir franchi le premier qu'on s'est aperçu de l'existence du second.

En supposant que le premier fût infranchissable, la fistule cervicale aurait été rendue absolument inutile par l'existence du deuxième rétrécissement.

M. Terrier rapporte, dans sa remarquable thèse, un exemple analogue appartenant à la pratique de M. Verneuil.

« Le cathétérisme, dit-il, semblait démontrer que le rétrécissement d'origine traumatique (ingestion d'un liquide caustique) siégeait vers la région cervicale : aussi pensa-t-on à pratiquer l'œsophagotomie externe, à la fois pour remédier à l'état d'inanition du malade et pour dilater ce rétrécissement. Le malade mourut brusquement sur ces entrefaites, et l'on découvrit à l'autopsie un deuxième rétrécissement siégeant beaucoup plus bas, vers le cardia, et que c'est précisément la déchirure de l'œsophage en ce point qui avait déterminé la mort (1). »

Basé sur ces faits nous pouvons dire que : *la gastrostomie est indiquée, non seulement lorsque le rétrécissement infranchissable siège au-dessous de l'extrémité supérieure du sternum, mais même lorsque siégeant au niveau du cou on n'a pas assisté à son évolution.*

En résumé, les indications de la gastrostomie dans les rétrécissements non cancéreux sont peu précises, les auteurs anglais conseillent d'opérer de très bonne heure, c'est-à-dire lorsque l'alimentation est insuffisante, l'œsophage étant encore perméable (Davies-Colley, Bryant).

L'indication de M. Verneuil est de beaucoup plus précise; enfin d'autres chirurgiens ne considèrent la gastrostomie que comme un pis-aller.

B. Contre-indications.

Après l'étude des indications il nous reste peu de chose à dire des contre-indications. Quelques auteurs, parmi lesquels M. Petit, considèrent les affections pulmonaires comme des contre-indications formelles à la gastrostomie. Cette opinion nous paraît trop absolue, et devrait être limitée, croyons-nous, aux seules affections aiguës. Il est incontestable qu'un malade opéré pendant l'évolution d'une pneumonie, par exemple, est voué à une mort certaine (cas de Demons); mais il n'en est pas de même

(1) Terrier. De l'œsophagotomie externe, th. de Doct., 1870, p. 72.

lorsqu'il s'agit d'une tuberculose. Nous voyons ainsi la petite malade de Hjort guérir admirablement malgré une caverne au sommet du poumon droit; le malade de Patzelt, également tuberculeux, vécut encore cinquante-cinq jours après l'opération.

Quant à l'inanisation nous ne la considérons comme une contre-indication que lorsqu'elle arrive à sa plus haute expression, c'est-à-dire lorsque le malade est pris de délire, d'insensibilité de la peau, ralentissement du pouls, syncope, etc. En dehors de cet état voisin pour ainsi dire de la mort, et qui semble se présenter très rarement, le chirurgien devra essayer la seule chance de sauver le malade, de même qu'il le fait dans le croup par la trachéotomie. Les cas de MM. Verneuil et Albert ou la température était au-dessous de la normale, la faim et la soif ardentes, l'amaigrissement considérable, sont des preuves que la gastrostomie peut réussir même dans des cas considérés comme désespérés.

CHAPITRE II.

MANUEL OPÉRATOIRE.

Avant d'examiner en détail chacun des points qui constituent le manuel opératoire, nous donnerons d'abord les deux méthodes employées le plus fréquemment (1) aujourd'hui. Nous voulons parler de la méthode employée par M. Verneuil et suivie ensuite par d'autres chirurgiens avec de très légères modifications (2); et celle de Howse, pratiquée plus souvent que la première et désignée aujourd'hui sous le nom de *Méthode de Howse ou en deux temps.*

Méthode de Verneuil (3). — « Avant l'opération, suivant les préceptes de la méthode antiseptique, les instruments, les éponges, les doigts de l'opérateur et des aides doivent être soumis à l'action de la solution phéniquée à 2 p. 100. Tant que dure l'opération, un jet de

(1) Sur 50 cas, les seuls dont nous connaissions le manuel opératoire : 20 ont été opérés en *un temps*; 24 en *deux temps*; et 6 également en un temps, mais sans précautions antiseptiques.

(2) Cette méthode serait connue en Allemagne, d'après M. Petit, sous le nom de *procédé de Trendelenburg.* Petit. Union méd., 20 fév. 1884, p. 310.

(3) Nous empruntons cette description au Traité de la gastrostomie de Petit, p. 99.

vapeur phéniquée est projeté sur le champ opératoire.

« Le malade étant chloroformisé, on fait une incision de 5 centimètres de bas en haut, à partir d'une ligne fictive qui réunirait le bord inférieur du cartilage des deux huitièmes ou des neuvièmes côtes (1) suivant les cas (c'est-à-dire ne pas dépasser le bord inférieur des huitièmes, chez les sujets en proie depuis longtemps à l'inanition ou atteints d'un rétrécissement cicatriciel de l'œsophage, loc. cit., p. 96) à un centimètre et demi ou deux centimètres du rebord des fausses-côtes gauches et parallèlement à ce rebord.

« On divise à petits coups, afin de n'ouvrir qu'un vaisseau à la fois, de pouvoir le saisir immédiatement avec une pince, et de ne perdre que le moins de sang possible ; on lie aussitôt ce vaisseau avec le catgut phéniqué, que l'on coupe au ras de la plaie.

« Dès qu'on est arrivé au péritoine après avoir divisé successivement la peau, le tissu cellulaire sous-cutané, l'aponévrose et peut-être le muscle droit, suivant la conformation des sujets, il faut avant de l'ouvrir que l'hémostase soit parfaite. On fait alors bâiller la plaie avec deux fils écarteurs ou deux crochets mousses, on saisit le péritoine vers le milieu de la plaie avec une pince à griffes et on y fait une ponction avec la pointe du bistouri ; on passe par cette ouverture une sonde cannelée et on incise la membrane dans toute l'étendue

---

(1) M. Verneuil fit, chez son malade (obs. VII), une incision partant d'une ligne réunissant le 9ᵉˢ côtes, c'est-à-dire l'incision de Labbé, pour la gastrotomie.

de la plaie. En faisant l'incision au point que nous venons d'indiquer, on est tombé presque toujours sur l'estomac; mais comme plusieurs chirurgiens sont arrivés sur le grand épiploon, l'estomac étant corsidérablement rétracté vers ses insertions fixes, voici ce qu'il conviendrait de faire en pareil cas.

« Avec une pince ou un instrument mousse, le doigt ou une sonde de femme, par exemple, on attirerait doucement l'épiploon vers le bas, l'estomac n'étant pas loin, on arriverait bientôt en contact avec la plaie.

« Dès qu'on s'est assuré que c'est bien cet organe qu'on a sous les yeux (1), on en saisit la paroi avec des

(1) Voici, d'après M. Berger, les caractères qui permettent de le distinguer de l'intestin :

1° Attiré dans la plaie, il a une épaisseur de paroi, une consistance charnue et musculaire telle, qu'aucun intestin n'offre rien de semblable. Cette considération suffirait à elle seule pour établir sa nature.

2° Sa surface, d'un blanc rosé, ne présente ni bosselures, ni tractus de fibres longitudinales, comme le gros intestin.

3° Les vaisseaux qui l'abordent sont très volumineux et ils présentent la disposition bien connue et facile à constater des branches, des artères gastro épiploïques et des veines qui les accompagnent; disposition toute différente de la répartition en arcade des vaisseaux mésentériques, au niveau de l'intestin.

4° En suivant, avec le doigt introduit dans le ventre, la face antérieure de l'estomac, vers la droite, on arrive à la vésicule biliaire; vers la gauche, on s'enfonce profondément dans l'hypochondre et on peut remonter jusque vers la région du cardia. Vers le haut, rien ne s'interpose entre la face inférieure du foie et le viscère qu'on a saisi ; enfin, en bas, on peut constater l'existence du grand épiploon, ou même reconnaître avec le doigt la présence

pinces à mors assez larges et à griffes, et on l'attire un peu en dehors sous forme d'une sorte de hernie qui remplit exactement la plaie.

« Pour prévenir le retrait de la portion ainsi herniée, on traverse sa base parallèlement à la paroi abdominale avec deux longues aiguilles à acupuncture, qui, reposant sur la surface cutanée dans une grande étendue, maintiendront la hernie stomacale au dehors pendant toute la durée de l'opération. On procède alors à la fixation de l'estomac à la plaie tégumentaire.

« A l'aide du chasse-fil à aiguille courbée à angle droit et de fil d'argent, on place autour de la plaie une série de points de suture distants l'un de l'autre de 5 à 6 millimètres environ. L'aiguille, pénétrant dans la peau, à huit millimètres en moyenne des bords de l'incision, traverse toute l'épaisseur de la paroi, puis le péritoine, puis deux fois les tuniques de l'estomac. Pour être sûr de bien comprendre la séreuse dans chaque point de suture, on aura soin de saisir à l'avance tout le pourtour de la boutonnière créée dans le péritoine avec une série de pinces hémostatiques qui, couchées sur la surface extérieure de l'abdomen, ne gênent en rien la manœuvre.

« Les anses métalliques étant toutes placées, on introduit chacune d'elles dans les trous d'un bouton de chemise, comme pour la fistule vésico-vaginale, et on

du côlon transverse, grâce aux matières dures qu'il renferme presque toujours. Je suis convaincu, ajoute M. Berger, qu'en se guidant sur ces données on ne pourra commettre d'erreur. (Bull. et Mém. Soc. chir. N. S., t. IX, 1883, p. 227.

la fixe à l'aide d'un coulant de plomb que l'on écrase, dès que la suture paraît assez serrée, avec un davier ordinaire. On peut encore faire simplement la torsion des fils d'argent. La suture terminée, on enlève les aiguilles à acupuncture et on ouvre l'estomac sur le point culminant de la bosselure herniée dans l'étendue d'un centimètre.

« A ce moment, la paroi de l'estomac étant fortement congestionnée, il peut arriver que l'incision de cette paroi détermine une hémorrhagie assez considérable. En prévision de cette éventualité, il convient d'arrêter l'hémorrhagie par la torsion ou par la ligature pure et simple du vaisseau avec le catgut, ou au moyen de l'amadou, si l'écoulement sanguin se faisait en nappe.

« L'opération étant terminée, on introduit dans l'estomac, à la profondeur de 8 centimètres une grosse sonde molle en caoutchouc rouge que l'on fixe au bout de l'ouverture avec un fil d'argent. On enduit ensuite le ventre de collodion.

« Pour pansement, on applique sur toute l'ouverture de petites pièces de tarlatane imbibées d'eau phéniquée, puis quelques plumasseaux de charpie imbibés du même liquide, une feuille de taffetas gommé et l'on maintient le tout à l'aide d'un bandage de corps médiocrement serré. »

MÉTHODE DE HOWSE (1). — Les traits caractéristiques de cette méthode sont d'après Durham :

(1) Nous empruntons la description de cette méthode à l'article de Durham, du *System of Surgery*, de *Holmes* et *Hulke*. London, 1883, t. I. p. 801.

Cohen,   3

1° La division de l'opération en deux temps ;

2° La fixation de l'estomac à la paroi abdominale par un double cercle de sutures (1);

3° L'ouverture de l'estomac par une incision très petite.

« Après avoir endormi le malade et pris minutieusement toutes les précautions antiseptiques, on fait, dit Durham, une incision courbe à convexité interne de 3 pouces au moins. Cette incision partant d'un point situé au-dessous et un peu à gauche de l'appendice xiphoïde, s'étend en bas et en dehors parallèlement au rebord costal gauche et, à un travers de doigt de ce rebord. On incise couche par couche les plans aponévrotiques et les muscles dans une étendue un peu moindre de celle de la peau. Après avoir bien arrêté l'hémorrhagie, on ouvre le péritoine au niveau de la ligne semi-lunaire, ou mieux à gauche du foie. Si le grand épiploon se montre dans la plaie, on l'abaisse par de douces tractions, ou bien on prolonge un peu l'incision par en haut. »

La paroi antérieure de l'estomac, une fois bien reconnue, est saisie et attirée à l'aide des doigts ou d'une pince à griffes ; on la maintient de cette façon, ou bien à l'aide de deux longs fils de soie phéniquée, passés à travers les tuniques séreuse et musculaire seulement. L'estomac est ensuite fixé par un double cercle de sutures : un *cercle externe* et un *cercle interne*. Le premier composé de sept à huit points de suture doit être placé à

(1) On verra plus loin que Howse a abandonné ce procédé de fixation. Voy. p. 54.

3/4 de pouce ou à un pouce des bords de la plaie, chaque suture faite avec une aiguille courbe passe d'abord à travers toute l'épaisseur de la paroi abdominale (péritoine compris), puis longitudinalement à travers les tuniques séreuse et musculaire de l'estomac, repasse de nouveau à travers la paroi abdominale et est enfin fixée extérieurement à l'aide d'un bouton ou d'un fragment de sonde. Ce cercle de suture a pour but de maintenir étroitement en contact les deux feuillets du péritoine et doit être fait avec de la soie phéniquée. Après avoir diminué par quelques sutures transversales la plaie cutanée, de façon à ce que la partie de cette plaie correspondant à la fistule reste seule ouverte; on fait un *cercle interne* de sutures dont le but est de fixer solidement la paroi antérieure de l'estomac aux bords de la plaie.

Ces sutures faites avec du fil d'argent, ou du fil de soie, etc., comprennent toute l'épaisseur de la paroi antérieure de l'estomac et la peau.

On recouvre la plaie avec plusieurs compresses de gaze trempées dans l'huile phéniquée et on applique par-dessus un bandage approprié, afin de mettre à l'abri de l'air la plaie et la portion d'estomac suturée. Cette partie de l'opération a constitué le *premier temps*.

L'ouverture de l'estomac, *deuxième temps* de l'opération, aura lieu, à moins de contre-indication spéciale (affaiblissement trop grand du malade), 5 jours après. Elle sera faite à l'aide d'un ténotome, entre les deux longs fils de soie phéniquée qui ont servi à maintenir l'estomac pendant le premier temps de l'opération. On y introduit un tube en caoutchouc par lequel on verse de la nourriture à l'aide d'un entonnoir.

Si le blessé va bien, on peut retirer les sutures de l'anneau externe le 4e jour ; quant aux sutures internes, il ne faut les retirer qu'après réunion parfaite des tissus, à moins qu'elles ne déterminent une irritation nuisible.

Dans un cas rapporté à la Société de chirurgie, en 1883, séance du 14 mars, par M. Marc Sée et appartenant à la pratique de Albert (de Vienne); ce chirurgien employa le procédé suivant : « On fit d'abord une incision avec le bistouri n'intéressant qu'une partie de l'épaisseur de la paroi abdominale, la malade chloroformisée, après avoir reçu une injection hypodermique de morphine. Après huit jours de repos absolu, on pratiqua trois cautérisations à deux jours d'intervalle, avec le thermocautère, la malade étant debout. Puis nouveau repos de huit jours, suivi de l'incision de l'estomac avec le thermocautère. L'ouverture de l'estomac fut dilatée graduellement au moyen de laminaria et reçut ensuite une canule spéciale, qui est laissée à demeure et que la malade ferme avec un obturateur dans l'intervalle des repas. » (*Bull. et Mém., Soc. ch.* t. IX, p. 228, 1883.)

Les deux premières méthodes opératoires qu'on vient de lire, sont, avons-nous dit, le plus fréquemment employées aujourd'hui; cependant beaucoup de chirurgiens ont apporté à l'une comme à l'autre de ces méthodes quelques modifications importantes, et sur lesquelles, croyons-nous, il est très utile d'insister. Pour plus de clarté dans l'exposition, nous diviserons le manuel opératoire, comme l'ont déjà fait nos devanciers, en : *actes anté-opératoire*; *opération proprement dite*; et *actes post-opératoires*.

A). *Les actes anté-opératoires* comprennent surtout l'anesthésie et les *précautions antiseptiques*. La *méthode antiseptique* est trop connue pour que nous ayons besoin d'en parler ici; elle ne présente aucune particularité s'appliquant spécialement à l'opération qui nous occupe; qu'il nous suffise de dire, qu'ici comme dans toutes les opérations portant sur l'abdomen, elle doit être rigoureusement suivie, et que Durham conseille d'éloigner le spray phéniqué au moment de l'ouverture du péritoine. Quant à *l'anesthésie*, elle est, au dire de presque tous les auteurs, absolument indispensable; l'opération étant trop longue et délicate, et demandant de la part du patient une tranquillité parfaite. Elle a cependant un inconvénient qui devient singulièrement dangereux dans quelques circonstances, nous voulons parler des vomissements consécutifs, qui peuvent par leurs efforts, tirailler les sutures, déterminer la déchirure des tissus et l'introduction des liquides dans la cavité péritonéale. Ces accidents sont très rares; cependant quelques chirurgiens (1), pour les prévenir, ont essayé d'opérer

----

(1) Tel est également l'avis d'Albert. Loc cit.

Petit cite dans son livre, p. 92, 6 cas d'anesthésie locale par l'éther, et 1 cas sans anesthésie (Cooper Forster).

soit sans anesthésie aucune (Gritti) (1) soit à l'aide de l'anesthésie locale par l'éther (Kocher) (2).

Dans les cas que nous venons de mentionner l'opération ne fut pas très douloureuse, et les patients la supportèrent admirablement. Dans le cas de Patzelt (3), le malade se réveilla pendant qu'on fixait l'estomac à la paroi abdominale et, vu le peu de douleur ressentie, on finit l'opération sans renouveler le sommeil anesthésique. Disons cependant que ces cas sont isolés, et qu'il est plus sûr d'endormir le malade, à moins, bien entendu, de contre-indications spéciales, comme par exemple la trop grande faiblesse du malade, les affections pulmonaires aiguës, etc., etc.

Les anesthésiques employés ont été, par ordre de fréquence: le chloroforme, la mixture anesthésique des Anglais, composée de chloroforme, d'éther et d'alcool; l'éther; le chloroforme précédé de chloral et d'injection sous-cutanée de morphine; enfin, le bichlorure de méthyle et le protoxyde d'azote.

On range habituellement parmi les actes antéopératoires, les artifices employés par Schönborn (4),

(1) Gritti. Sopra un caso di gastrostomia por stenosi œsophagea. Gazz. med. italo-lomb., 1881, 8ᵉ S., t. III, p. 3.

(2) Kocher. Drei Gastrotomien wegen krebrsiger Stenose des œsophagus. In corresp. Blatt. für schw. Ærz, déc. 1884, p. 505.

(3) Voy. obs. XI.

(4) Le moyen de Schönborn consiste à introduire dans l'estomac une sonde fine portant à son bout inférieur un ballon en caoutchouc. La sonde une fois dans l'estomac, on insuffle le ballon, lequel, distendu, repousse la paroi antérieure de ce viscère et la met en contact avec la paroi abdominale. (Langenbeck's Arch., t. XXII, p. 500.)

Félizet (1), Jacobi (2) et Fowler (3), et ayant tous pour but de dilater l'estomac, de manière à le mettre en contact avec la paroi abdominale. Tous ces procédés impliquent la perméabilité de l'œsophage ; or, ce n'est pas là, en généra', le cas des rétrécissements cicatriciels.

B. Opération proprement dite. — Nous entrons maintenant dans la partie la plus intéressante et en même temps la plus discutée de notre travail. Nous examinerons successivement : 1° *le siège et l'étendue de l'incision ;* 2° *la recherche de l'estomac et la manière de le fixer à la paroi abdominale ;* 3° *le moment et la façon de l'ouvrir.*

1° *Siège et étendue de l'incision cutanée.* — Sédillot (4) pratiqua dans son premier cas : une incision cruciale

---

(1) Dans un cas de gastrotomie pour corps étranger M. Félizet employa le procédé suivant : avant d'endormir le malade il introduisit un tube en caoutchouc lequel fut, après anesthésie complète, adapté à un ballon contenant de l'éther ; celui-ci fut plongé dans de l'eau à 60° et l'estomac se trouva distendu au bout de quelques minutes par les vapeurs qui s'en dégagèrent.

(2) Jacobi introduit dans l'estomac une sonde fixe par laquelle il injecte une solution de bicarbonate de soude et quelques temps après une solution d'acide tartrique. (New-York med. Journ., t. XX, p. 142, 1874.)

(3) Fowler injecte par le même procédé une once d'eau contenant 30 gouttes d'acide chlorhydrique dilué et deux ou trois minutes après une once de solution de bicarbonate de soude. (Annales of anat. and surgery, 1882, t. IV, p. 27.)

(4) Contributions à la chirurgie. t. II. p. 455 et 496.

de 4 centimètres de diamètre au devant du muscle droit, à 6 centimètres au dessous et en dehors de l'appendice xyphoïde ; et dans son deuxième cas : une incision longitudinale à deux travers de doigt de la ligne médiane, à 2 centimètres au dessous du rebord des fausses côtes du côté gauche, sur la peau pliée en travers, et une seconde, plus petite, perpendiculaire à la première.

Fenger, dans son savant mémoire (1), conseille de faire une incision de trois pouces, se dirigeant en bas, en dehors et à gauche, depuis la pointe du sternum jusqu'au bord externe du muscle droit, le long du bord des fausses côtes. Cette incision n'est autre que celle qui est actuellement pratiquée par les chirurgiens anglais et quelques chirurgiens allemands (2).

Sydney Jones pratiqua une incision le long du muscle droit.

Jouon fit une incision transversale, longue de 25 millimètres, commençant à un centimètre en dehors de la ligne blanche pour finir à 15 millimètres des cartilages costaux, presque à égale distance de l'ombilic et de l'appendice xyphoïde.

« Labbé recommande une incision de 4 centimètres, à

(1) Virchow's Archiv., t. VI, 1854, p. 350, et Traité de la gastrostomie, p. 131 et suiv.

(2) Elle est conseillée par Nussbaum (loc. cit.). Hueter la recommande également en lui donnant une étendue de 10 centim. au lieu de 8 (Grundriss der chirurgie, t. II, p. 317, 1881). Alsberg l'a trouvée 58 fois sur 80 cas. Ein Fall von Gastrostomie wegen œsophagus Carcinome, in Langenbeck's Arch., 1883, t. XXVIII, p. 775.

-1 cent. en dedans des fausses côtes gauches et parallèlement à ces dernières, et dont l'extrémité supérieur doit tomber sur une ligne transversale passant par les cartilages des deux neuvièmes côtes. Si l'incision ne dépasse pas 4 centimètres, on n'intéresse pas les fibres du grand droit de l'abdomen. En opérant de cette façon, on arrive sur la face antérieure de l'estomac, à l'union de ses portions cardiaque et pylorique. » (L. Labbé, comptes rendus de l'*Académie des sciences*, 1876, T. LXXXII, p. 965.)

M. Le Fort pratiqua une incision longue de 3 à 4 centimètres, à 1 centimètre du rebord des côtes, et à 3 centimètres de l'appendice xyphoïde (1).

Albert (de Vienne) prend comme point de repère la matité donnée par le foie à la percussion et fait une incision entre la limite de la matité, à gauche, et le rebord des fausses côtes de ce coté. « Si, dit-il, l'espace compris entre le rebord costal et la matité hépatique est assez grand, je fais une incision de 5 centimètres, à 1 centimètre du rebord costal, parallèle à ce dernier et commençant un peu sur le lobe gauche du foie, de manière que celui-ci, une fois la cavité abdominale ouverte, soit visible au niveau de l'angle supérieur de la plaie. Si l'espace signalé plus haut est plus petit, on se rapproche davantage des fausses côtes, de façon à trouver une ligne qui permette de refouler le foie et de faire les sutures sans difficulté. Si enfin, le foie s'avance au-

(1) Cancer annulaire de la partie inférieure de l'œsophage, rétrécissement, gastrostomie. In Gaz. des hôp., 7 août 1883, p. 713.

dessus du milieu des fausses côtes gauches, je fais alors une incision horizontale répondant à peu près au bord du foie, de manière à repousser le foie en haut et à droite et atteindre ainsi l'estomac. Chez les femmes, où le foie s'étend très loin à gauche, à cause de la diminution de l'espace qui sépare les rebords costaux, il faut avoir soin de diriger l'incision dans ce sens. » (*In Wien. Med. Blaetter*, loco cit., p. 715.)

Telles sont les différentes incisions pratiquées jusqu'à ce jour.

Nous nous sommes contenté d'en mentionner les principales. Une question se pose immédiatement : à savoir qu'elle est la meilleure ?

La donnée est celle-ci : faire une incision qui permette d'atteindre l'estomac le plus près possible de son orifice cardiaque, et de le fixer avec facilité à la paroi abdominale.

Disons dès maintenant que ce but n'a pu encore être complètement atteint, et cela à cause de la configuration particulière de la région.

Albert, dont la manière de procéder paraît des plus rationnelles, obtint un échec chez une femme, chez laquelle après l'ouverture du péritoine, on aperçut le foie occupant toute l'étendue de la plaie, et l'estomac remonté très haut, soit par suite de ce déplacement du foie, soit consécutivement à la rétraction cicatricielle. L'estomac fut attiré avec beaucoup de peine au niveau de la plaie, et le troisième jour la malade mourait de péritonite produite par l'épanchement du contenu stomacal dans la cavité abdominale. Ajoutons cependant que sur douze opérés, ce fut là le seul échec obtenu par ce procédé.

Nous avons vu que M. Labbé prétend qu'au moyen de l'incision qu'il propose, « on arrive sur la face antérieure à l'union de ses parties cardiaque et pylorique ». Cette assertion n'a pas malheureusement été confirmée par la pratique, et si cela est vrai sur le cadavre (1), il n'en est pas de même sur le vivant, et nous avons naturellement ici en vue les cas dans lesquels l'estomac est très rétracté, soit par le fait de l'inanition, soit par suite de la rétraction cicatricielle.

De tous ceux qui ont opéré suivant la méthode de M. Labbé; MM. Verneuil, Trendelenburg et Terrillon sont tombés d'emblée sur l'estomac, mais nous ne connaissons pas le siège de la fistule.

M. Tillaux est tombé sur l'épiploon, et, à l'autopsie, on trouva la bouche stomacale au niveau de la grosse extrémité près de la grande courbure.

M. Le Dentu arrive également sur l'épiploon et, à l'autopsie, il trouve l'estomac « dans une position très inclinée en bas et à droite, presque verticale, en sorte que l'incision qu'on croyait sur la face antérieure au voisinage du cardia, a été faite près du pylore, à 4 centimètres à gauche et en haut de cette ouverture (2). »

(1) Nous avons pratiqué cette incision 10 fois sur le cadavre. 8 fois nous sommes tombé sur l'estomac près de sa portion pylorique et 2 fois (un homme et une femme) sur le côlon.

(2) Dans un cas de Butlin pour rétrécissement cancéreux où l'on crut pendant l'opération avoir ouvert l'estomac près de la région

MM. Lannelongue (de Bordeaux) et Courvoisier ont également signalé l'incision de Labbé comme descendant trop bas . (Petit. *Traité de la gastrostomie*, p. 95.

Faucon (de Lille) ouvre le côlon transverse, sur le cadavre heureusement, au lieu de l'estomac. (*Bull. Acad. de méd.* de Belgique, 142. T. XVI, p. 120.)

M. Ceccherelli, dans un cas récent fait pour un rétrécissement cancéreux, eut, en pratiquant l'incision de Labbé, beaucoup de peine à rapprocher l'estomac des bords de la plaie abdominale, et croit qu'on doit faire la section des téguments le plus haut possible et le plus près du rebord costal. (La *Gastrostomia nei restringimenti dell'Esofago*, Rivista clinica, T. XXIII, p. 903, octobre 1884.)

M. Demons (de Bordeaux), tombe également sur le côlon transverse (voy. obs. XLVIII).

MM. Lucas-Championnière et Prengrueber, qui n'ont fait descendre leur incision que jusqu'au bord inférieur du cartilage de la huitième côte, comme le conseille le professeur Verneuil, en cas de rétrécissement cicatriciel (voy. page 32), sont arrivés également très près du pylore.

Il nous semble que les faits que nous venons de citer prouvent surabondamment, que non seulement l'inci-

cardiaque, on trouva à l'autopsie la fistule près du pylore. Ce malade *se laissa mourir de faim* à cause des douleurs atroces causées par l'injection des alimentset que Butlin attribue à la distension de la région pylorique de l'estomac. Brit. Med. Journ., 14 avril 1883.

sion préconisée par M. L. Labbé ne conduit pas toujours sur l'estomac, mais qu'en outre on n'arrive presque jamais, comme il le prétend, à l'union des portions pyloriques et cardiaques.

L'incision de Fenger, qui se fait beaucoup plus haut que celle de Labbé, ne conduit pas non plus sur la portion cardiaque mais elle a l'avantage de conduire plus près de cet orifice et de permettre plus facilement la suture de l'estomac à la paroi abdominale, et par conséquent sans trop de tiraillements.

On peut donc dire qu'aucune des incisions préconisées jusqu'à ce jour ne permet de faire la bouche stomacale près du cardia, et cela, comme nous l'avons déjà dit, pour des raisons anatomiques mises en lumière récemment à la Soc. de chirurgie, séance du 26 mars 1884, par M. Tillaux. Ce chirurgien affirme que la position de l'estomac derrière la paroi abdominale est très mal représentée dans tous les livres d'anatomie. « Il résulte, dit-il, des recherches de Leskoff, professeur d'anatomie de l'Université de St-Pétersbourg, que l'estomac est placé dans l'abdomen de telle façon que la direction, loin d'être horizontale comme, on le croit généralement, est oblique et parfois même verticale, et que les orifices cardiaque et pylorique se trouvent presque sur le trajet d'une même ligne verticale. » M. Tillaux a vérifié l'exactitude de l'observation de l'anatomiste russe, et il explique par le fait de cette direction du grand axe de l'estomac, pourquoi, « dans l'opération de la gastrotomie, d'après le procédé de

M. L. Labbé, on tombe toujours sur le voisinage du pylore. » (*Bull. et mém. Soc. chirurgie.* T. X. N. S., p. 277, 5 avril 1884.)

M. Berger a également insisté sur un détail anatomique important à connaître et relatif au changement de forme et de volume de la région pylorique de l'estomac par le fait de l'inanition. Il dit que cette partie de l'estomac, « au lieu d'avoir la forme classique qu'on lui a décrite, se présente sous la forme d'un canal allongé, d'un calibre à peine supérieur à celui de l'intestin (1). »

Hyrtl avait déjà signalé cette particularité, surtout chez les femmes et à l'état normal, et dit qu'il est très difficile de distinguer où finit l'estomac et où commence le duodénum (2). Le cas de M. Prengrueber était un exemple frappant de cette particularité, et au premier abord, à l'autopsie, on crut être tombé sur le duodénum.

Il nous reste maintenant une dernière question à résoudre : à savoir si réellement la bouche stomacale au voisinage du pylore a les inconvénients qu'on a bien voulu lui attribuer.

M. Larger, se basant sur les recherches anatomophysiologiques de Ev. Home, de Magendie, de Schiff, les siennes propres, croit qu'une bouche stomacale placée près du coude de l'estomac (union des portions

(1) Il donne ensuite les caractères qui permettent de la distinguer de ce dernier. (Voy. p. 33, note 1.)

(2) Hyrtl. Top[o]grophische anatomie, 7° édit, 1882, p. 773.

pylorique et cardiaque), détermine dans les mouvements de celles-ci une perturbation analogue à celle
que produirait, par exemple, dans la miction, une fistule du col de la vessie. « Le cardia, dit M. Larger, est le
seul estomac chimique, le pylore n'étant qu'un organe
de brassage, d'expulsion, analogue au gros intestin,
dont il prend la forme chez certains animaux (surtout
chez le porc) et même parfois chez l'homme (1). »

Tout en reconnaissant l'importance de ces remarques
physiologiques, on peut dire avec M. Lucas-Championnière, que les gastrostomies guéries comme celles dans
lesquelles le malade a survécu assez longtemps, ont
permis de constater que la bouche pylorique n'avait pas
les inconvénients signalés par M. Larger (2). Il est plus
que probable que dans les cas de Howse et de Trendelenburg, dont les malades se nourrirent, celui du
premier 20 mois, et celui du second 4 ans, par la fistule ;
de même que chez les malades de Bryant, Herff, etc.,
qui vivaient encore 44 et 56 mois après l'opération, se
nourrissant toujours par la bouche stomacale ; cette dernière était située près du pylore, et cependant on n'a
signalé aucun des inconvénients cités plus haut.

On peut donc conclure, d'après ces faits : 1° qu'à défaut d'une fistule cardiaque qui est certainement préférable, la fistule pylorique n'apporte pas de très grands
troubles dans l'alimentation ; 2° qu'on a plus de chances
de s'approcher de l'orifice cardiaque en opérant le plus

(1) Bull. et mém. Soc. chir., t. IX, p. 776, 1883.
(2) Ibid. p. 780.

haut possible ; 3° que la gastrostomie chez la femme est rendue plus difficile, à cause de la conformation de la moitié inférieure du thorax et de celle de la région pylorique de son estomac.

Nous avons déjà dit que le procédé d'Albert nous paraissait des plus rationnels, le foie cachant en grande partie l'estomac, fait qui est plus accentué chez la femme et surtout chez l'enfant jeune.

Quant aux incisions à base fixe, nous accordons nos préférences à celles de Fenger, tout en ne croyant pas utile de remonter si haut.

Les expériences que nous avons faites sur le cadavre nous ont démontré, en tenant, bien entendu, compte de la rétraction considérable de l'estomac dans les rétrécissements cicatriciels : 1° qu'on peut facilement trouver l'estomac par une incision de 6 centimètres de long à 2 centimètres de l'appendice xyphoïde, et à 1 centimètre et demi du rebord costal ; l'extrémité inférieure de cette incision se trouve à peu près au niveau du corps ou du bord supérieur de la huitième côte, un peu au dessus du bord externe du muscle droit ; 2° qu'à moins de réséquer les fausses côtes, ce qui implique l'ouverture de la plèvre, on ne peut tomber sur la portion cardiaque de l'estomac.

L'étendue de l'incision varie, suivant les auteurs, depuis 3-4 centimètres (Le Fort), jusqu'à 14 centimètres (Bergmann).

En moyenne on lui donne, à l'exemple de Fenger, une longueur de 8 centimètres environ ; l'incision de 6 centimètres paraît suffisante chez l'adulte, et doit être

— 51 —

naturellement plus petite chez l'enfant : 3 à 4 centimètres par exemple.

Si cependant on éprouve quelque difficulté soit pour
saisir, soit pour fixer l'estomac, il n'y a aucun inconvénient à agrandir l'incision, comme l'ont déjà fait plusieurs chirurgiens.

Nous avons déjà vu qu'il était nécessaire de se rapprocher le plus possible du rebord des fausses côtes surtout chez la femme, et, qu'en général, la plupart des
chirurgiens ont fait leur incision à 1 centimètre de ce
rebord. M. Le Fort se vit, dans son cas, forcé de se rapprocher d'un demi-centimètre de la ligne médiane; à
1 centimètre et demi du rebord costal, par conséquent.

Arrivés au niveau du muscle droit, beaucoup de chirurgiens le sectionnent en travers, Howse, au contraire,
conseille de se rapprocher un peu plus de la ligne
blanche et de *dissocier* les fibres de ce muscle, parallèlement à leur direction, de manière à former autour
de la fistule une espèce de sphincter (1). Davies-Colley (2),
approuve complètement cette manière de faire ; il fut
forcé dans un de ses cas (voyez obs. XVI) de fermer la fistule au bout de huit mois, à cause de la douleur et l'ex-
coriation de la peau dues à l'écoulement du suc gastrique ; dans un autre cas, au contraire, dans lequel il employa le procédé que nous venons d'indiquer, la fistule
resta bien close. (Nous reviendrons sur ce sujet à propos
des complications, voyez page 68.)

(1) Communication écrite. Chavasse. Brit. med. Journ., t. I,
1884. p. 1085.

(2) Davies-Colley. Guy's Hospital Rep., 1883-1884, p. 372.

Cohen.   4

Le péritoine, ouvert sur la sonde cannelée après hémostase parfaite, a été fixé par Rupprecht à la paroi abdominale; la conduite de M. Verneuil nous paraît plus pratique et moins longue, on a vu que ce chirurgien le saisit à l'aide d'une série de pinces hémostatiques qui, couchées sur la surface extérieure de l'abdomen, ne gênent en rien la manœuvre.

2° *Recherche de l'estomac et manière de le fixer à la paroi abdominale.* — La cavité abdominale ouverte, les viscères, par suite de l'entrée de l'air, s'affaissent, de sorte qu'il existe un espace assez grand entre ces derniers et la paroi abdominale. Si au lieu de l'estomac, c'est l'épiploon qu'on aperçoit dans la plaie, il sera facile d'amener l'estomac par de douces tractions, en ayant soin toutefois de prolonger l'incision par en haut si le rapprochement de ce viscère et de la paroi abdominale ne se fait qu'au prix de tiroillements, toujours funestes par la suite.

Nous avons déjà vu que Faucon (de Lille), faillit cuvrir le côlon au lieu de l'estomac; d'après M. Tillaux, rien ne serait plus facile que de distinguer l'un de l'autre ces deux organes : « En effet, dit-il, l'estomac est plat comme un galet, tandis que le côlon présente des bosselures produites par les bandelettes longitudinales » (loco cit.).

Bergmann avoue que dans son cas il lui fut impossible d'établir cette distinction, et ce n'est qu'en tirant sur l'épiploon et en amenant les vaisseaux gastro-épiploïques qu'il sut à quoi s'en tenir sur l'organe qui s'était présenté dans la plaie.

Après s'être assuré que l'organe qu'on a devant soi est bien l'estomac, on le saisit à l'aide des doigts, à moins que très rétracté on ne puisse l'atteindre de cette manière, et alors on emploiera les pinces à mors plats, ou les pinces à griffes.

Pour maintenir la partie herniée au niveau de la plaie pendant qu'on fait les sutures, les chirurgiens emploient deux procédés différents; ou bien, à l'exemple de M. Verneuil, ils traversent cette partie de l'estomac de part en part à l'aide de deux broches, ou bien, comme le recommande Howse, on passe, à travers les deux tuniques extérieures de l'estomac, deux longs fils de soie phéniquée; enfin quelques chirurgiens (Mac Namara, etc.), emploient les deux procédés à la fois.

La manière de fixer l'estomac a beaucoup varié depuis Sédillot. On sait que ce chirurgien ne fit pas de sutures dans son premier cas. Après avoir ponctionné l'estomac, il introduisit par la plaie du viscère une canule à deux valves, ayant chacune un bord saillant, coudé à angle droit, pour soutenir l'estomac contre la paroi abdominale et retenir en même temps l'instrument à la plaie externe. Mais presque aussitôt le viscère fut entraîné dans l'abdomen, de même que la canule, et le malade succomba au bout de vingt et une heures (1). Dans son second cas, Sédillot fixa l'estomac à la paroi abdominale, à l'aide de cinq ou six points de sutures intéressant d'une

____

(1) Gaz. méd. de Strasbourg, 1849, p. 366.

part la peau de l'abdomen, d'autre part les deux tuniques extérieures de l'estomac ; il remit l'incision de l'estomac à l'époque où les adhérences se seraient formées entre ce viscère et la paroi abdominale. Deux heures après, à la suite d'une quinte de toux, l'estomac rentra dans l'abdomen. Sédillot enleva les sutures et employa un procédé qui, légèrement modifié, a été réédité par Howse dans ces derniers temps.

La partie herniée de l'estomac fut serrée entre les mors d'une pince à coulant d'Assalini, dans le but d'obtenir des adhérences et plus tard une ouverture par suite de la gangrène de la portion serrée par la pince. Le cinquième jour, les adhérences étaient solides, et la partie gangrenée enlevée à l'aide de ciseaux. Le malade succomba dix jours après, par suite d'une péritonite (1).

On a déjà vu que le procédé de Howse consiste à fixer l'estomac à la paroi abdominale à l'aide de deux cercles de sutur·s, l'un *externe*, situé à 3/4 de pouce des bords de la plaie et embrassant toute l'épaisseur de la paroi abdominale et les deux tuniques extérieures de l'estomac ; l'autre *interne*, au niveau du bord de la plaie et comprenant la peau et toute l'épaisseur de la paroi antérieure de l'estomac.

Ce procédé a été trouvé très fatigant et long par beaucoup de chirurgiens, aussi Howse l'a-t-il abandonné pour le suivant : « Je saisis, dit-il, l'estomac à l'aide de deux pinces, sans trop serrer, de manière à ne pas provoquer la gangrène. Ces deux pinces, dont les mors

(1) Gaz. méd. de Strasbourg, 1853, p 69.

sont garnis de caoutchouc, sont placées à des niveaux différents, de façon à ce qu'il y ait entre elles un intervalle qui permette à la circulation de se faire aussi librement que possible. Les pinces doivent être laissées en place de six à huit jours, et l'estomac ne sera ouvert que le dixième jour. » Ce procédé employé couramment par Howse dans la colotomie et dans d'autres opérations abdominales, lui a également donné un succès dans un cas de gastrostomie. (Lettre à Chavasse, loc. cit.)

On avouera que ce procédé n'est guère pratique s'il faut attendre dix jours (1), pour alimenter le malade. Il est vrai que Howse opère de très bonne heure, par conséquent lorsque l'alimentation par les voies normales est encore possible ; mais, dans le cas contraire, il nous semble que c'est bien du temps perdu, même en admettant l'efficacité de lavements alimentaires ; or, ceux-ci, dans la plupart des cas n'ont pu être gardés au-delà du huitième au dixième jour.

Dans un seul cas le malade fut nourri pendant vingt-quatre jours exclusivement par le rectum (cas de Bushnell, voir obs. XXXII)..

On connaît déjà le procédé de M. Vernouil. M. Berger qui l'employa dans son cas y apporta, sur le conseil de M. Périer, la modification suivante : il fit une suture

---

(1) Nous avons vu que Sédillot obtint par une variante de ce procédé des adhérences solides au cinquième jour, mais son malade n'en mourût pas moins, dix jours après l'opération, de péritonite ; c'est dire qu'il est dangereux d'abréger le temps indiqué par Howse.

spéciale pour la muqueuse gastrique qu'il renversa en dehors de l'incision, pour faire une sorte de bordage de l'ouverture artificielle (1). (*Bull. Mém. Soc. ch.*, t. IX, loc. cit.)

M. Le Fort réunit par des sutures fines les deux feuillets du péritoine avant de fixer l'estomac, à la paroi abdominale. (Loc. cit.)

3° *Moment et manière d'ouvrir l'estomac.* — Quand faut-il ouvrir l'estomac ?

Les chirurgiens se sont partagés sur ce point en deux camps : les uns veulent, avec MM. Verneuil, Studsgaard, etc., qu'on ouvre l'estomac immédiatement après l'avoir fixé à la paroi abdominale ; les autres, au contraire, plus nombreux, croient qu'il est plus prudent d'attendre que les adhérences entre les deux feuillets du péritoine soient parfaitement établies.

Cette dernière méthode, dite *méthode en deux temps ou de Howse* d'après le chirurgien qui l'a préconisée et l'a le plus souvent mise à exécution, est actuellement pratiquée par la plupart des chirurgiens anglais et allemands.

M. L.-H. Petit a rappelé, au Congrès de Copenhague, que ce procédé a été exécuté, pour la première fois, par M. Jouon (de Nantes) (2); nous croyons qu'il est plus juste d'attribuer cette priorité à Sédillot.

(1) Ce procédé a également été employé par Bergmann. (Voy. obs. XXXIX.)

(2) Rev. de chirurgie. Loc. cit., p. 90.

En effet, dans son deuxième cas, le *père de la gastro-stomie*, après avoir suturé l'estomac à la paroi abdominale, se proposa de n'ouvrir ce viscère qu'après l'établissement des adhérences entre celui-ci et la paroi abdominale; malheureusement l'estomac mal fixé rentra dans la cavité abdominale à la suite d'un effort de toux, mais néanmoins Sédillot arriva au but qu'il s'était proposé par le moyen que nous avons déjà indiqué, page 54.

Le principal argument invoqué par les partisans de l'opération en deux temps est que, par cette méthode, on évite la complication la plus redoutée de la gastrostomie, nous voulons parler de la péritonite ; or, comme le fait remarquer M. Petit, la méthode en deux temps n'a pas empêché cette complication de survenir, «puisque sur 16 cas ayant pour cause les accidents consécutifs à l'opération, on compte 11 péritonites» (Statistique de Vitringa) (1).

D'après notre statistique, sur 7 cas de péritonite (2), nous trouvons 3 opérés en un temps, mais *sans précautions antiseptiques*, 2 par la méthode en un temps et avec antisepsie, et 2 par la méthode de Howse. Nous devons ajouter cependant que dans ces deux derniers cas (cas d'Albert et de Sands, l'estomac fut ouvert le deuxième et le troisième jour, et non le cinquième, comme le conseille le chirurgien de Guy's hospital. Mais à cela

(1) Petit. Union méd., 1884, p. 833.

(2) Sans compter le cas de M. Le Dentu dont la mort est attribuée par ce chirurgien au *péritonisme dépressif*, et que cependant Vitringa compte au nombre de ceux qui sont morts de péritonite.

on peut répondre que dans le cas de Hjort, l'estomac fut également ouvert le troisième jour, et cependant le malade guérit très bien. Dans le cas de Studsgaard (voyez obs. XIX), il en fût de même, et, à l'autopsie du malade, qui mourut 13 jours après, on ne trouva aucune trace de péritonite.

Certains auteurs (Oré, Muselli, Dausse) ont prétendu, en se basant sur les expériences faites sur les animaux, que l'opération en deux temps amène moins de réaction fébrile que l'opération en un temps ; mais, comme l'ont déjà dit Fenger, Verneuil, Petit, etc., en bonne chirurgie on ne peut comparer une opération pratiquée sur l'animal sain, avec la même opération pratiquée chez l'homme, et notamment l'homme malade.

Nous avons vu que M. Le Dentu attribue la mort de son malade au *péritonisme* ; or, on sait que Gubler le définissait : « L'ensemble des phénomènes graves et souvent mortels qui viennent compliquer la péritonite, *ou plutôt les lésions quelconques des organes tapissés par le péritoine* (1).

Etant donnée cette définition, on peut se demander si au traumatisme déterminé par la section des parois abdominales et par la fixation de l'estomac, venant s'ajouter celui de l'incision stomacale, ce dernier ne déterminerait les phénomènes graves, dont il est question plus haut, et partant ne provoquerait la mort à bref délai, surtout chez les malades très affaiblis. Pour que cet argument eût quelque valeur, il aurait fallu que dans les

(1) Journ. de thérap., 1876, p. 765.

cas de gastrostomie en deux temps on notât une aggravation quelconque au moment de l'ouverture de l'estomac; or cela n'a pas été remarqué dans aucun cas que
nous sachions.

On verra plus loin, cependant, que 20 malades opérés
en un temps, ont donné 7 guérisons seulement, tandis
que par l'opération en deux temps, on a obtenu 17 guérisons sur 24 malades. L'explication en est bien simple,
Howse, Hjort, Durham, Albert, et tous les chirurgiens
qui recommandent la méthode en deux temps, conseillent d'opérer de bonne heure, par conséquent chez des
sujets très peu affaiblis, mais ces mêmes chirurgiens
s'empressent d'ouvrir immédiatement l'estomac dans le
cas contraire, de sorte que les revers, dus réellement à
l'état général mauvais du malade, sont attribués à l'opération.

C'est ainsi que Nicolaysen, partisan de l'opération en
deux temps, vu l'état de grande faiblesse de son malade,
l'opère en un temps. Celui-ci meurt six jours après de
pneumonie (voyez obs. XLII).

Hjort, dans ses conclusions à propos du cas que nous
donnons plus loin (voyez obs. XLIX), dit : «L'opération de
la gastrostomie, à moins de danger immédiat, doit être
pratiquée en deux temps.» Et plus loin : «Toutes les gastrostomies, pour rétrécissement cicatriciel de l'œsophage
dont l'issue a été fatale, ont été faites en un seul temps(1).»

Et d'abord cela n'est pas tout à fait exact; mais même

(1) Norsk Magazin für Laegevid, 1884, t. XIV, 7e heft., juillet, p. 98.

en admettant l'exactitude de cette assertion, il n'y aurait rien d'étonnant, puisque M. Hjort conseille de n'employer la méthode en un temps qu'en cas de *danger immédiat*, en d'autres termes chez les malades dont la vie est déjà fortement compromise; sans compter que même dans ces circonstances la méthode en un temps a obtenu deux très beaux succès, nous voulons parler des malades de Verneuil et d'Albert (1). Dans ce dernier cas, l'estomac, il est vrai, ne fut ouvert que quelques heures après.

En résumé nous croyons, avec M. le professeur Verneuil, qu'en opérant en deux temps, on perd inutilement un temps précieux : « La crainte de la péritonite est illusoire, dit cet éminent chirurgien, lorsqu'on fait cette opération en une seule séance, si l'on emploie le procédé de Nélaton, et si l'on a soin de rapprocher suffisamment les points de suture. L'occlusion est faite d'une manière si étroite, qu'il n'y a aucun danger de pénétration de liquides dans l'estomac, ou de la plaie dans le péritoine, surtout si l'ouverture de l'estomac est petite, et si la sonde la bouche bien. (*Revue de chir.*, loc. cit.)

« Studsgaard, dont la compétence en la matière ne peut être niée, et qui a pratiqué la gastrostomie suivant les deux méthodes, dit qu'au bout de trois à quatre jours après le premier temps, il devient parfois difficile de trouver la partie de l'estomac qu'il faut inciser,

(1) Voy. obs. VII et XXXI. On pourrait ajouter à ces deux cas ceux de Bergmann et de Trendelenburg, etc.

parce que les bords de la plaie, si aseptique qu'elle soit, sont tuméfiés et recouverts de lymphe plastique ; on court risque alors d'ouvrir le péritoine, comme cela lui est arrivé une fois. » (Congrès de Copenhague, loc. cit., in *Rev. de ch.*, p. 904.)

L'ouverture stomacale doit être, de l'avis de tous les chirurgiens, très petite, comme l'ont conseillé, pour la première fois, Bryant, Schonborn et Howse. Bergmann fit, dans son cas, une incision de 5 à 8 centimètres dans le but de pouvoir, par la main introduite dans l'estomac, aller à la recherche du cardia ; les inconvénients de cette manière de faire ne tardèrent pas à se montrer : les aliments, à peine introduits dans l'estomac, s'écoulèrent au dehors ; il est vrai que plus tard on obtint une occlusion parfaite à l'aide d'un obturateur sur lequel nous reviendrons plus loin.

L'estomac est ouvert soit à l'aide d'un ténotome, soit à l'aide de ciseaux très fins ; quelques chirurgiens préfèrent, à l'exemple d'Albert, et, pour éviter l'hémorrhagie, faire l'ouverture stomacale à l'aide du thermocautère. Dans son cas, Sands, éprouva quelque difficulté à ouvrir l'estomac à l'aide du ténotome, celui-ci glissant entre les tuniques du viscère sans cependant pénétrer dans sa cavité.

C. Actes post-opératoires. — Ceux-ci comprennent : 1° *l'introduction du tube ou de la canule*; 2° *le pansement*; 3° *l'alimentation*.

1° La plupart des chirurgiens ont introduit dans l'ouverture stomacale une sonde molle ou bien un gros tube à drainage. Il faut que celui-ci s'adapte exactement à la fistule, de façon à empêcher l'écoulement des aliments, en restant fermé par sa propre élasticité (cas de Bryant); le plus souvent il est fermé à l'aide d'un fausset ou à l'aide d'un presse-artère. Le tube ne sera introduit qu'à une profondeur de 2 centimètres, plus long, il a, comme l'ont déjà dit MM. Larger et Lucas-Championnière, l'inconvénient d'irriter la muqueuse et de provoquer des efforts de vomissement qu'il est cependant si utile d'éviter; de plus il peut, comme dans le cas de M. Le Dentu, passer dans le duodénum et compromettre ainsi l'alimentation.

Durham (loco. cit.) conseille de remplacer le tube par une canule à trachéotomie en vulcanite.

Si par hasard l'ouverture stomacale venait à s'agrandir, on remplacera immédiatement le tube, devenu trop petit, par un autre d'un calibre plus gros, afin d'éviter l'écoulement du suc gastrique qui, comme nous le verrons, donne naissance à des complications multiples. Enfin si la fistule devient trop grande, on fera bien d'employer la canule de Bergmann. Celle-ci se compose d'une canule métallique entourée d'une double vessie en caoutchouc fin; ces deux vessies, dont l'une est destinée à s'appliquer, après insufflation, contre la muqueuse stomacale, et l'autre contre la paroi abdominale, sont séparées par un étranglement qui correspond aux bords de la fistule. C'est en somme, comme le dit Bergmann, l'obturateur trachéal de Trendelenburg.

M. de Cérenville, après avoir employé plusieurs canules spéciales, se vit forcé de revenir à un appareil qu'il avait employé dès le début, et consistant en un simple tampon de ouate entouré d'un tissu imperméable et maintenu sur la fistule à l'aide d'une ceinture à large plaque concave.

Plusieurs chirurgiens ont éprouvé quelque difficulté à introduire le tube à drainage, soit à cause de la petitesse de l'ouverture stomacale, soit à cause du peu de rigidité du tube en caoutchouc ; on pourrait, dans ces circonstances, se servir d'un mandrin qui, en rendant la sonde plus rigide, faciliterait son introduction. Dans le cas de M. de Cérenville, on ne laissa pas le tube à demeure, celui-ci n'était introduit qu'au moment des repas; dans l'intervalle, la fistule restait fermée par un bourrelet de muqueuse faisant hernie.

Il peut arriver que, par suite des efforts de toux, le fil d'argent qui fixe le tube aux bords de la fistule déchire les tissus comme dans le cas de M. Lannelongue (de Bordeaux); ce chirurgien conseille de se servir, dans ces circonstances, de bandelettes collodionées.

On pourra, à l'exemple de Rupprecht, laver l'estomac avec une solution boriquée à 3 1/2 pour 100.

Pansement. — Le malade nettoyé soigneusement avec une solution antiseptique, on procède au pansement. Celui-ci varie, suivant les auteurs. Les chirurgiens anglais, pour mettre à l'abri de l'air la partie suturée et non ouverte de l'estomac, la recouvrent de gaze trempée dans l'huile phéniquée ou dans l'huile térébenthinée (Bryant); d'autres chirurgiens ont employé la vaseline boriquée, la poudre d'iodoforme, la gaze iodoformée, salicylée, sublimée, etc. On applique par-dessus plusieurs couches d'ouate antiseptique, qu'on peut recouvrir d'un tissu imperméable, le tout maintenu à l'aide d'un bandage de corps modérément serré. Pour que la pression soit plus uniforme et le bandage mieux supporté par le malade, de Bergmann emploie un large bandage en caoutchouc.

Le premier pansement pourra rester en place vingt-quatre heures, mais ensuite il est des cas où l'on sera forcé de le renouveler plusieurs fois par jour, à cause de sa rapide imprégnation par les liquides provenant de la plaie et surtout de l'estomac. On évitera ainsi les désagréments résultant de l'irritation de la peau qui environne la fistule. Le chirurgien enlèvera les sutures au moment qu'il jugera opportun; en général on les retire du huitième au dixième jour.

Alimentation. — La plupart des chirurgiens n'ont commencé l'alimentation que quelques jours après l'ouverture de l'estomac, quelques-uns (Rupprecht, Nicolaysen, etc.) le lendemain seulement. Quel que soit le moment choisi à cet effet, on n'oubliera pas que « l'axiome *peu et souvent*, mis en pratique lorsqu'on commence l'alimentation après la fièvre typhoïde, dit être aussi appliqué dans toute sa rigueur après la gastrostomie » (1).

On injectera tout d'abord et à plusieurs reprises, toutes les deux heures par exemple, du lait chaud en petite quantité, 60 à 125 gr., des œufs, du jus de viande; on

(1) Petit. Traité de la gastrostomie, p. 108.

a également injecté chez les malades très affaiblis des boissons alcooliques et des vins généreux, vin de Champagne, de Malaga, etc.

Plus tard, et tout en espaçant les repas, on augmentera la quantité des aliments injectés, en ajoutant en outre de la viande finement hâchée et de la poudre de viande, et, suivant les circonstances, les différentes peptones employées en thérapeutique.

Enfin, au bout de trois semaines, un mois, le malade pourra se nourrir avec des aliments préalablement mastiqués, en se servant du tube ou œsophage artificiel de Trendelenburg ; non pas que la mastication et l'insalivation soient absolument nécessaires à l'alimentation, comme cela a été prouvé maintes fois, mais pour donner en quelque sorte au malade une illusion de l'alimentation ordinaire. Dans les cas où, comme chez la malade de Trendelenburg, une mauvaise dentition s'oppose à l'emploi de ce procédé, on se servira de l'entonnoir et du tube de Faucher adapté à la canule ou au tube introduit dans la fistule.

Bushnell s'est servi d'une aiguille capillaire (de seringue de Pravaz) pour introduire des liquides nutritifs dans l'estomac avant l'ouverture de ce viscère, comme l'avait conseillé Schönborn (?) ; il réussit le premier jour à introduire 4 onces de lait, mais, le lendemain, l'introduction de l'aiguille donna naissance à une hémorrhagie qui l'obligea de renoncer à ce procédé.

Ajoutons enfin que quelques chirurgiens ont employé simultanément, pendant les premiers jours, l'alimentation par la fistule et les lavements nutritifs.

CHAPITRE III.

ACCIDENTS DE LA GASTROSTOMIE.

Nous étudierons successivement les *accidents* qui peuvent survenir *pendant l'opération* et *après l'acte opératoire*.

Parmi les premiers, les uns sont communs à toutes les opérations, mais ils revêtent un cachet spécial de gravité dans l'opération qui nous occupe, à cause de l'affaiblissement et le mauvais état général des sujets.

La *syncope*, l'*asphyxie*, le *collapsus*, sont ici plus à craindre qu'ailleurs; aussi le chloroforme sera-t-il donné avec la plus grande prudence, et il est même préférable de se passer d'anesthésie générale si le sujet est par trop affaibli.

L'*hémorrhagie* est également à craindre, soit au moment de l'incision de la paroi abdominale, du muscle droit surtout, soit au moment de la fixation ou de l'incision de la paroi antérieure de l'estomac; on vient en général facilement à bout de cet accident, soit en liant les vaisseaux au fur et à mesure qu'ils sont sectionnés, soit en laissant les pinces hémostatiques en place pendant quelques instants; si l'hémorrhagie se fait en nappe au moment de l'ouverture de l'estomac, on appliquera de l'amadou sur la partie qui en est le siège.

Dans un cas de Schede (Obs. VIII), cette complication fut mortelle ; nous n'avons malheureusement pas de détails sur ce malade ; il est probable, dans tous les cas, qu'il s'agissait d'un individu hémophilique.

Nous n'insisterons pas sur la *méprise qui consiste à fixer le côlon ou l'intestin grêle en place de l'estomac* ; qu'il nous suffise de dire que pareille chose faillit arriver et qu'il suffit d'un peu d'attention pour l'éviter.

Il peut arriver que, pendant la fixation de l'estomac, *on prenne dans les sutures une anse de l'intestin grêle* ; cet accident se manifestera plus ou moins longtemps après l'opération par une péritonite mortelle (cas de Van der Hoeven) (Obs. XXXVI).

Plusieurs chirurgiens ont noté des *vomissements survenant après l'opération* chez des sujets dont l'œsophage était *absolument imperméable* et qui depuis plusieurs jours n'avaient pris aucune nourriture. Ce fait peut s'expliquer aisément par la disparition de l'élément spasmodique, sous l'influence du chloroforme ; à moins que les matières vomies ne proviennent d'une poche située au-dessus du rétrécissement.

Le *collapsus* sera combattu, comme dans le cas de Rupprecht, par le réchauffement artificiel du malade, les injections sous-cutanées d'éther et l'introduction de boissons alcooliques par la fistule stomacale.

On évitera difficilement un accident bien redoutable, lorsque surtout l'opération a été longue et le sujet très affaibli, nous voulons parler du *choc traumatique*.

La *péritonite*, complication des plus graves et le plus souvent mortelle, est survenue en général vers le deuxième ou troisième jour, quelquefois beaucoup plus tard, suivant les circonstances.

Parmi les accidents qui surviennent quelque temps après l'opération, nous citerons, dans le cas où l'on opère en deux temps, la *perforation spontanée* de la portion d'estomac fixée. (Schönborn. Congrès de Copenh. *Rev. de Ch.* Loc. cit.)

Le *tiraillement* de la paroi abdominale par l'estomac trop rétracté donne naissance d'abord à une *douleur très vive* et ensuite à la *formation*, aux dépens de la paroi abdominale, d'une *espèce d'entonnoir* où séjourne le suc gastrique; celui-ci détermine le *sphacèle* de ces parties et conséquemment l'*agrandissement de la fistule.* Cette complication des plus graves sera combattue le plus tôt possible par des soins de propreté extrême; le pansement sera renouvelé plusieurs fois par jour; les environs de la fistule seront protégés contre l'action du suc gastrique, soit à l'aide de corps gras : vaseline bori-quée, vaseline à l'oxyde de zinc (Bergmann), tampon de glycérine (Schelkly); soit à l'aide de sous-nitrate de bismuth (Hjort).

Les mêmes moyens seront employés contre les irri-tations superficielles de la peau (*érythème, eczéma, exco-riations*, etc.).

L'écoulement au dehors du contenu stomacal, soit par suite de l'agrandissement de la fistule, soit proba-blement aussi par suite du siège de la fistule dans la partie déclive de l'estomac (1), sera combattu en rem-

(1) Cette supposition est confirmée par ce fait que chez la malade

plaçant les tubes, dès qu'ils deviennent insuffisants, par d'autres de plus gros calibre, ou bien, comme l'a fait Trendelenburg, en enroulant des lames minces de caoutchouc autour des tubes devenus insuffisants. Enfin, si ces moyens échouent, on fera usage de la canule employée par Bergmann décrite page 62, et même à la rigueur, si l'œsophage est redevenu perméable, on fermera la fistule, comme l'a fait Davies-Colley. Nous avons déjà vu que ce chirurgien croit avec Howse que le meilleur moyen d'éviter cette complication est de rapprocher l'incision de la ligne blanche, de façon à pouvoir dissocier les fibres du grand droit parallèlement à leur direction et à former ainsi une sorte de sphincter autour de la fistule.

La *gangrène de l'estomac*, complication des plus graves, a été signalée 4 fois sur 173 cas comme ayant déterminé la mort (1).

Signalons, enfin, parmi les accidents locaux, le *phlegmon de la paroi abdominale* qui fit souffrir le malade de Pye-Smith pendant trois mois ; l'*érysipèle* ; et, pour mémoire, la *rentrée de l'estomac mal fixé dans la cavité abdominale* par suite d'efforts de toux ou autres (deuxième cas de Sédillot).

Bushnell insiste beaucoup sur la *décomposition putride du contenu stomacal* survenue chez son malade

de Davies-Colley l'écoulement des aliments avait lieu surtout dans la station debout ou assise, et rarement lorsqu'elle était couchée.

(1) S. W. Gross. A case of gastrostomy for carcinoma of the œsophagus. Philad. Med. News., 1883, p. 591.

peu de jours après l'opération ; il l'attribue aux troubles graves apportés aux mouvements de l'estomac, à sa circulation et à son innervation par la fixation de ce viscère à la paroi abdominale. Il propose de nourrir les malades en injectant dans l'estomac des aliments préalablement convertis en peptones, et en ayant soin de placer ensuite le patient sur le côté droit, de manière à ce que les aliments s'écoulent par le pylore, par la simple action de la pesanteur ; il serait plus simple d'introduire une sonde dans le duodénum, comme, du reste, cela a été fait. Dans tous les cas, les lavages fréquents de l'estomac sont absolument nécessaires en pareille circonstance.

La *sensation de la soif* a été calmée chez la plupart des malades immédiatement après l'opération par l'injection des liquides dans l'estomac ; chez quelques-uns, au contraire, elle a persisté très intense, malgré cette injection et malgré l'humectation continuelle du pharynx par des petits fragments de glace ; malgré enfin les lavements d'eau.

Peut-être arriverait-on à désaltérer les malades dans ces circonstances par l'injection d'eau salée dans les veines, comme l'a fait tout récemment M. Hayem chez les cholériques, et comme l'avait déjà fait Dupuytren chez les chiens.

Les accidents pulmonaires aigus (pneumonie, broncho-pneumonie) et *chroniques* (tuberculose) sont relativement fréquents après la gastrostomie, et ils sont dus, croyons-nous, *surtout* à l'inanisation des sujets avant l'opération, en partie à l'opération elle-même, enfin à la condition d'infériorité où les place leur nouveau mode d'alimentation et qui, naturellement, est moins réparateur que l'alimentation par les voies normales. Ces différentes causes d'affaiblissement font d'eux un terrain éminemment favorable au développement des agents infectieux qui produisent les affections dont nous venons de parler.

Dans un cas récent de gastrostomie pour un rétrécissement cancéreux de l'œsophage, pratiquée par M. Terrillon, le malade fut pris, presque immédiatement après l'opération, d'une *monoplégie brachiale* suivie, quelque temps après, d'une *paralysie de la jambe*, puis *de la face* (??) (Terrillon, Soc. ch., séance du 26 mars 1884).

La mort par *inanisation* et par *épuisement* est un accident relativement fréquent après la gastrostomie. C'est là encore une preuve qu'il ne faut jamais perdre un temps précieux entre les deux temps de l'opération et qu'il faut opérer de bonne heure.

CHAPITRE IV.

RÉSULTATS FOURNIS PAR LA GASTROSTOMIE DANS LES
RÉTRÉCISSEMENTS NON CANCÉREUX.

La gastrostomie, pour rétrécissements non cancéreux,
a été pratiquée depuis 1859 jusqu'aujourd'hui, et, à notre
connaissance, 53 fois (1).

Il est plus que probable que le nombre des opérés doit
atteindre un chiffre beaucoup plus élevé que celui que
nous donnons ici.

M. L.-H. Petit (2) dit savoir de bonne source, qu'en
Angleterre, où cette opération se pratique couramment,
tous les cas sont loin d'être publiés.

Voici comment se répartissent nos 53 cas, quant à la
nature des rétrécissements :

37 cas pour *rétrécissements consécutifs à l'ingestion d'une sub-*
stance caustique (soit: 11, acide sulfurique ; 8, solution

---

(1) Dans ce nombre nous ne comptons pas les trois nouveaux
cas de Studsgaard. Ce chirurgien a pratiqué 4 fois la gastrostomie pour des rétrécissements cicatriciels et a obtenu 2 morts et
2 guérisons, l'un des malades a été présenté au dernier Congrès
de Copenhague et était bien portant après une survie de trente-
quatre mois et demi. Rev. de chir., 1881, loc. cit. Nous ne comptons pas enfin les cas de MM. Segond et Terrillon.

(2) Petit. Sur quelques points de l'Histoire de la gastrostomie.
Union méd., 1884, p. 309, n° 26, fév. 19.

de soude caustique ; 6, solution de potasse caustique ; 4, ammoniaque ; 2, acide chlorhydrique ; 4, ? ; 1, aliments trop chauds ; 1, moréine).

6 » pour *rétrécissement syphilitique.*

5 » » » *fibreux* (dont 1 douteux : cas de Fagane, pas d'autopsie).

1 » pour *rétrécissement consécutif à la diphthérie.*

2 » » » *par compression.*

1 » » » par *induration annulaire de* Rokitansky.

1 » pour *rétrécissement non cancéreux* (cas de Satzenko).

Ces 53 cas ont donné 24 *guérisons* et 29 *morts.* Parmi ces derniers : 12 ont *succombé aux conséquence directes de l'opération :* 8 de *péritonite,* 1 d'*hémorrhagie* et 3 de *choc.*

Des 8 opérés morts par péritonite : 3 avaient été opérés sans précautions antiseptiques et en un temps (par conséquent avant le malade de M. Verneuil); 1 avec antisepsie et en un temps ; et 2 en deux temps. Nous devons cependant ajouter que, chez ces derniers, l'estomac a été ouvert deux et trois jours après le premier temps de l'opération (cas d'Albert et de Sands) et non cinq et six comme le recommande Howse. Enfin, les deux restants, opérés tous les deux par la méthode en un temps, sont morts, l'un de *péritonisme dépressif* (cas de Le Dentu), et l'autre, de péritonite suppurée (cas de Weinlechner).

Les 17 autres morts sont dues : 7 (1) à l'inanition et à l'épuisement, 7 aux affections pulmonaires aiguës

(1) Dans ce chiffre est compris le malade de M. Tillaux qui se laissa mourir de faim dix-sept jours après l'opération.

pneumonie et broncho-pneumonie, pleurésie); 1 à
l'asphyxie (cas de Lucas-Championnière); 1 mort subite (cas de Fagane, pas d'autopsie); et 1 malade opéré
pendant l'évolution d'une pneumonie (cas de Demons).

Les malades morts par épuisement ont survécu de
quatorze heures à vingt-huit jours.

Gross considère les affections pulmonaires aiguës
comme étant dues indirectement à l'opération. Cette
manière de voir nous paraît très discutable, et on pourrait aussi bien, croyons-nous, les attribuer à l'*inanisation*. Nous n'en voulons pour preuve que le malade
de M. Demons. Cela s'expliquerait en tout cas très facilement avec l'étiologie actuelle de la pneumonie. De
plus, parmi les 7 malades considérés comme ayant succombé aux affections pulmonaires aiguës, 3 ont été également signalés comme *inanisatiés*. De sorte que la statistique change du tout au tout, suivant que l'on ajoute
ces malades au chiffre des morts par suite de l'opération; dans le premier cas, en effet, elle donne 12 morts,
et, dans le second, 19 morts sur 53 opérés. On con-
viendra que, même en admettant ce dernier chiffre de
19 morts sur 53 opérés, notre statistique est loin d'être
mauvaise; elle se rapproche sensiblement, du reste, de
celle de Gross, qui trouve 11 morts sur 37 opérés (voir
p. 79).

Si, maintenant, nous considérons les 24 guéris, nous
en trouvons 9 ayant succombé après une survie plus ou
moins longue et variant de 55 jours à 48 mois :

1 mort 55 jours après l'opération par les progrès de l'affection
    qui avait déterminé le rétrécissement (cas de Patzelt, tu-
    tuberculose pulmonaire et des ganglions bronchiques).

1 » 3 mois après par ?
1 » 7 » » tuberculose pulmonaire.
1 » 7 (210 j.) » pneumomie.
1 » 8 » » affection fébrile.
1 » 16 » » tuberculose pulmonaire.
1 » 8 1/2 » » pneumonie.
1 » 43 » » épuisement (?).
1 » 48 » » carie du rocher.

On remarquera que, sur 9 malades, 4 sont morts
d'affections pulmonaires, 2 de pneumonie, 2 de tuberculose. Deux autres malades, dont la survie est très
élevée, méritent une mention spéciale : ce sont ceux de
Howse et de Trendelenburg. La malade du premier,
une jeune femme de 26 ans, eut sa fistule fermée douze
mois après l'opération, et le rétrécissement, par suite de
sa négligence, se renouvela à trois reprises différentes ;
enfin, elle mourut d'épuisement (?) 43 mois après l'opération, et, à l'autopsie, on trouva une communication
trachéo-œsophagienne. Quant au malade de Trendelenburg, un petit garçon opéré à 7 ans, il est mort 4 ans
après, comme on l'a vu, d'une affection n'ayant aucun
rapport ni avec son ancien rétrécissement, ni avec la
gastrostomie. Il eut, en effet, à cette époque, une scarlatine, pendant l'évolution de laquelle survint une carie
du rocher qui emporta le petit malade.

Le reste des guéris, qui, aux dernières nouvelles,
étaient encore bien portants, se répartissent ainsi qu'il
suit :

1 vivait après 3 mois ; 1 après 5 mois ; 2 étaient bien portants après 5 mois et demi ; 3 après 6 mois ; 3 après 8 mois ; 1 après 10 mois ; 1 après 44 mois ; 1 après 53 mois ; 1 après 56 mois ; 1 après.... ? (cas de Satzenko). Trois cas, parmi les 15 cités, méritent d'être signalés. Et, d'abord, le cas de Bryant (obs. XXV). Il s'agit d'une jeune femme de 22 ans qui attente à ses jours en avalant de l'acide sulfurique ; opérée 8 mois après l'accident, se marie plus tard, et accouche, après un travail normal, 3 ans après l'opération. Huit mois après l'accouchement, elle se trouve en excellente santé. Le pouvoir d'avaler, survenu 18 mois après l'opération, s'améliora progressivement, et elle put, par la suite, prendre facilement de la nourriture liquide et de la viande finement hachée. La fistule, toujours ouverte, ne laisse rien échapper du contenu stomacal, et cela, par la simple élasticité des parois stomacales et abdominales (*Guy's Hosp. Rep.*, t. XLII, 1883-1884, p. 373).

Nous devons rapprocher de la malade de Bryant la petite patiente de Herff (obs. XXI), qui vivait 56 mois après l'opération, se nourrissant admirablement par la fistule et refusant toute tentative de dilatation de l'œsophage. Enfin, le cas de Davies-Colley (obs. XVI) est également digne de remarque. Ce chirurgien pratique la gastrostomie pour un rétrécissement syphilitique, et se voit forcé de fermer la fistule 8 mois après l'opération, à cause des grandes souffrances provoquées par l'écoulement du suc gastrique et son contact avec les téguments excoriés.

Nous avons déjà parlé, à propos de l'Historique (p. 16),

des trois cas de Shattauer, Bergmann et Hjort, dans lesquels on parvint à rétablir la perméabilité œsophagienne par la fistule et le cardia. Dans les cas de Bergmann et Hjort, on ferma, en outre, la fistule 4 et 5 mois après l'opération, et les malades étaient très bien portants : celui de Bergmann, 4 mois après l'occlusion de la fistule, et celle de Hjort, 3 mois après.

Si nous considérons les opérés quant à leur âge, nous trouvons :

	Guéris.	Morts.	Morts p. s. de l'op.
10 opérés de quelq. mois à 10 ans avec	5	5	3
10 » 10 ans 20 »	4	6	5
9 » 20 » 30 »	4	5	2
5 » 30 » 40 »	2	3	2
8 » 45 » 50 »	5	3	2
6 » 50 » 60 »	2	4	3
2 » 60 » 70 »	1	1	1
3 » d'âge inconnu.	1	2	1
53 »	24	20	19

Si, maintenant, nous divisons nos opérés en *adultes* (depuis l'âge de 17 à 66 ans) et en *enfants* (de quelques mois à 14 ans), nous trouvons : 15 *enfants*, 35 *adultes* et 3 d'*âge inconnu*. Parmi les *adultes*, nous trouvons : 21 *hommes*, avec 6 guérisons et 15 morts, dont 9 par suite de l'opération ; et 14 *femmes*, avec 10 guérisons et 4 morts, dont 3 des conséquences de l'opération. Enfin, les 15 *enfants* ont donné 8 guérisons et 7 morts dont 5 par suite de l'opération.

On remarquera que les hommes ont fourni une mortalité beaucoup plus considérable que les femmes et les enfants. Peut-être l'alcoolisme est-il pour quelque chose dans cette différence. En outre, nous devons ajouter que, sur les 10 femmes guéries, 9 ont été opérées par la méthode en deux temps, et que, sur 6 hommes guéris, on en trouve 3 opérés par la même méthode.

Quant aux enfants : 6 ont été opérés par la *méthode en un temps*, et ont donné 3 guérisons, 2 morts par suite de l'opération, et 1 d'inanition ; 7 par la *méthode en deux temps*, avec 5 guérisons, 1 mort par suite de l'opération (1) et 1 d'inanition ; enfin, 2 enfants ont été opérés en un temps et sans précautions antiseptiques, et ont donné : 2 morts ; l'un, d'épuisement ; l'autre, de péritonite.

En résumé, sur 50 cas dont nous connaissons le manuel opératoire :

20 ont été opérés en *un temps* et ont donné 7 *guérisons* et 13 *morts*, dont 7 *attribuées à l'opération.*

24 ont été opérés *en deux temps* (1) et ont donné 17 *guérisons* et 7 *morts*, dont 5 *dues à l'opération.*

Enfin, 6 cas opérés *sans précautions antiseptiques* et en *un seul temps*, ont donné 6 *morts*, dont 5 *dues à l'opération.*

Comme on voit, le nombre des guéris par la méthode en deux temps dépasse de beaucoup celui de ceux qui ont été opérés par la méthode en un temps.

Beaucoup d'auteurs, et, entre autres, ceux de deux thèses récentes, MM. Dausse et Vitringa (thèses citées),

(1) Cas de Sands. Estomac ouvert le troisième jour.

(2) L'intervalle mis entre les deux temps varie de quelques heures (1er cas d'Albert), à quinze jours (3e cas d'Albert).

sont partis de là pour conclure à la supériorité de la méthode préconisée par Howse, Hjort, Albert, et tous les auteurs anglais en général, sur celle préconisée par MM. Verneuil, Studsgaard (1), etc.

Cette supériorité, nous l'avons déjà vu, page 59, n'est qu'apparente et elle tient réellement à ce que la plupart des chirurgiens qui opèrent en deux temps lorsque les malades sont peu affaiblis, conseillent l'ouverture immédiate de l'estomac dans le cas contraire.

En somme, on voit que les résultats donnés par la gastrostomie dans les rétrécissements cicatriciels de l'œsophage, ne sont pas plus mauvais que ceux fournis par n'importe quelle opération sérieuse.

Si maintenant on vient à comparer ces résultats avec ceux obtenus par les œsophagotomies tant externe qu'interne, on les trouve de beaucoup meilleurs. Le temps ne nous a pas permis de faire des recherches spéciales à ce sujet; mais l'excellente statistique du professeur S. W. Gross, qui, du reste, est toute récente, ne laisse aucun doute à cet égard :

« 37 *gastrostomies* ont donné 17 *guérisons* et 20 *morts*, dont 11 *des suites de l'opération*, soit une *mortalité* de 29,72 p. 100, et une *survie* variant de 14 heures à 56 mois, et en *moyenne* de 295 jours.

« 5 *œsophagostomies* (2) ont donné 5 *morts*, dont 4 *des*

(1) Ce chirurgien a pratiqué la gastrostomie 12 fois, dont 8 en un temps et 4 deux temps. (Rev. de chir., loc. cit.)

(2) Cas de Bryck, Horsy, Nicoladini, Studsgaard et Zenker.

suites de l'opération (1), soit 80 p. 100, et une *survie moyenne* de 40 jours.

« *18 œsophagotomies internes* (2) ont donné 12 *guérisons* et 6 *morts par suite de l'opération* (3), soit une *mortalité* de 33,33 p. 100, et une *survie moyenne* de 246 jours. (*Treatment of structures of the œsophagus. Loc. cit.*)

L'éloquence des chiffres est indiscutable et plaide tout à fait en faveur de la gastrostomie; il est vrai que l'œsophagotomie interne se rapproche un peu par ses résultats de la gastrostomie, mais les indications de la première de ces deux opérations sont de beaucoup plus restreintes que celles de la seconde.

(1) 1 de pyémie, 2 de choc, 1 par hémorrhagie de la jugulaire et de septicémie, 1 d'inanition.

(2) Maisonneuve, 3 cas; Dolbeau, Elsberg et Roé chacun 2 cas; Czerny, Demons, Lannelongue, Mackenzie, Tillaux, Trélat, Sands, Schiltz et Studsgaard chacun 1 cas.

(3) 2 cas de péritonite; 2 par section complète de l'œsophage; 1 d'hémorrhagie; 1 de pleurésie consécutive à la perforation de la cavité pleurale par l'œsophagotome.

CONCLUSIONS.

1° La gastrostomie (bouche stomacale), opération simplement palliative en cas de rétrécissement cancéreux de l'œsophage, peut être curative dans certains cas de rétrécissement cicatriciel.

2° La gastrostomie présente, dans certaines circonstances, des difficultés opératoires inhérentes à la conformation particulière de la région qui est le siège de l'opération.

3° Il n'est pas toujours très aisé d'arriver sur l'estomac par une incision à base fixe; aussi, le procédé d'Albert (de Vienne), qui prend comme point de repère la limite donnée par le foie à la percussion, et fait son incision entre la limite de la matité à gauche et les fausses côtes, nous paraît très logique.

4° On arrive, le plus souvent, sur l'estomac en cas de rétrécissement cicatriciel par une incision de 6 centimètres, commençant à 2 centimètres et un peu à gauche de l'appendice xiphoïde, parallèle au rebord costal et à 1 centim. 1/2 de ce rebord; on obtiendra également le même résultat par une incision de 6 centimètres partant de la huitième côte et se dirigeant de bas en haut.

5° Lorsqu'on a eu bien soin de fixer solidement l'estomac à la paroi abdominale par la suture mise en usage par le professeur Verneuil, avec la modification apportée par de Bergmann et Berger, il est préférable d'ouvrir l'estomac immédiatement, de manière à commencer l'alimentation par la bouche artificielle le plus tôt possible.

5° L'alimentation par la fistule devra être commencée dans les premières heures qui suivent l'opération, en faisant usage d'aliments facilement digestibles (lait, œufs, jus de viande), et donnés en petite quantité et à intervalles très rapprochés.

6° En cas d'œsophagite corrosive, la gastrostomie sera pratiquée sans retard, lorsque le cathétérisme, au lieu d'amener une amélioration même passagère, ne fera qu'aggraver la dysphagie. Ce dernier pourra, dans ces circonstances, déterminer des lésions de la plus haute gravité.

7° En cas de rétrécissement cicatriciel par perte de substance réparée ou autre, on pratiquera la gastrostomie dès qu'on ne pourra plus introduire la sonde de baleine de Colin, qui sert de conducteur aux instruments dilatateurs (Verneuil); mais, dans aucun cas, on ne reculera l'opération après l'apparition de la soif. (Prengrueber.)

8° La gastrostomie est indiquée non seulement lorsque le rétrécissement de l'œsophage siège au-dessous de l'arc supérieur du thorax; mais, même lorsqu'il siège au niveau du cou, quand on n'a pas assisté à son évolution, et, par conséquent, lorsqu'on ne connaît ni sa longueur ni sa limite inférieure.

9° Les affections pulmonaires aiguës sont des contre-indications formelles à la gastrostomie; il en est à peu près de même de l'inanisation à son plus haut degré (insensibilité cutanée, délire).

10° L'inanisation et l'épuisement, de même que les affections pulmonaires, sont les causes qui déterminent le plus fréquemment la mort des gastrostomisés.

11° Les résultats fournis par la gastrostomie, en cas de rétrécissement cicatriciel et infranchissable de l'œsophage, sont non seulement des plus encourageants, mais encore de beaucoup meilleurs que ceux obtenus par l'œsophagotomie externe et même par l'œsophagotomie interne.

OBSERVATIONS

Obs. I. — *Rétrécissement de l'œsophage à la suite de brûlure par poison corrosif. Gastrostomie. Mort quatre jours
après* (1). — Jeune garçon de quatre ans et quatre mois,
avale, cinq mois environ avant l'opération, une solution de
potasse caustique. Vomissements violents et difficulté d'a-
valer pendant plusieurs jours ; amélioration consécutive et
guérison apparente.

La dysphagie réapparaît au bout de quelque temps et augmente progressivement. Lavements nutritifs.

Gastrostomie, le 22 mars 1859. — Chloroforme. Incision
d'environ deux pouces, le long du bord externe du muscle
droit, dans la région hypochondriaque gauche, en commençant au niveau de l'espace compris entre la septième et la
huitième côte. Des anses de l'intestin grêle apparaissent
après l'incision du péritoine, on les écarte, et on fixe l'estomac à la paroi abdominale par une suture non inter-
rompue. Alimentation immédiate par un tube introduit
dans la cavité stomacale. Le quatrième jour de l'opération,
l'enfant est pris d'une douleur brusque dans l'abdomen et
succombe quatre heures après avec tous les signes d'une
péritonite suraiguë.

Autopsie. — Rétrécissement de la partie moyenne de
l'œsophage. Signes de péritonite récente. Fistule plus

------

(1) Cooper Forster. Guy's Hosp. Rep., 1859, 3ᵉ S. T. V, p. 1.
— Petit. Traité de la Gastrostomie, p. 150, obs. V.

rapprochée de la grande que de la petite courbure. Quelques adhérences à peine autour de l'incision.

Obs. II. — *Rétrécissement de l'œsophage par ulcération syphilitique chez un sujet tuberculeux. Gastrostomie. Mort de pneumonie* (1). — Homme de 48 ans, syphilis à 20 ans, pas d'autres symptômes depuis. Quatre mois avant l'admission, mal de gorge et difficulté d'avaler les aliments. La dysphagie augmente rapidement, l'émaciation devient de plus en plus grande. Les lavements nutritifs, qui semblent d'abord améliorer l'état du malade, ne sont pas conservés.

Gastrostomie, 14 novembre 1866. — Chloroforme. Incision oblique, partant de la ligne semi-lunaire gauche, au dessous du rebord des fausses côtes, dans l'étendue d'environ trois pouces. L'estomac est fixé aux bords de la plaie au moyen de la suture empennée. Alimentation vingt-quatre heures après l'ouverture de l'estomac. Le malade parait reprendre des forces, mais le quatrième jour, délire et mort, cent trente heures après l'opération.

Autopsie. — L'estomac est solidement fixé aux téguments. Pas de signes de péritonite. Ulcération d'apect bénin à la partie postérieure du pharynx. Syphilides laryngées. Cavernes pulmonaires.

Obs. III. — *Rétrécissement non cancéreux de l'œsophage. Gastrostomie. Mort quatorze heures après l'opération* (2). — Homme de 25 ans, éprouve en dinant une sensation d'etranglement et de violentes envies de vomir. Ces accidents disparaissent pour revenir quelque temps après,

(1) Bryant. (l°), The Lancet, 7 juillet 1877, p. 3 et Tr. de la Gastrostomie, p. 162, obs. IX.

(2) Maury. Americ. Journ. med. sc., 1870. T. LIX, p. 305 et Traité de la Gastrostomie, p. 173, obs. XV.

plus violents, prolongés et presque quotidiens. Dans les moments de répit, l'appétit est vorace et la déglutition facile ; mais il ne peut conserver les aliments que quelques moments. Amaigrissement rapide. Pas d'antécédents cancéreux ; à dix-sept ans, chancres et bubons suivis d'une éruption papuleuse. Traitement antisyphilitique. Rétrécissement, infranchissable au niveau du cardia. Amaigrissement extrême. Faim des plus vives.

Gastrostomie, le 25 juin 1869 (un an après le début des accidents).—Chloroforme. Incision curviligne, depuis l'extrémité du septième espace intercostal, dans l'étendue de quatre pouces environ, en bas et en dehors. On tombe sur l'estomac qu'on fixe par plusieurs points de suture. Canule à rebord dans la fistule. Alimentation immédiate. Le malade s'affaiblit de plus en plus et meurt.

Autopsie. — Rétrécissement dur et ferme au niveau du cardia ; estomac vide et contracté, fistule à deux pouces environ du pylore. L'examen microscopique ne peut indiquer la nature du rétrécissement ; on croit à un rétrécissement syphilitique.

Obs. IV. — *Rétrécissement infranchissable de l'œsophage consécutif à l'ingestion d'acide sulfurique. Gastrostomie. Péritonite. Mort cinquante-huit heures après l'opération*(1). —Jeune garçon de 13 ans, auquel on fait boire de l'acide sulfurique. Pharyngo-stomatite aiguë et, quelque temps après, dysphagie et vomissements alimentaires.

Dix jours avant l'opération, pâleur et maigreur excessive, voix presque éteinte, pouls filiforme. Deux rétrécissement ; l'un susceptible d'être forcé, au niveau du cricoïde ; l'autre complètement réfractaire au cathétérisme siégeant au niveau du cercle supérieur du thorax. Lavements ali-

(1) F. Jouon. Journ. de méd. de l'Ouest, 1872, T. VI, p. 160 et Petit. Loc. cit., p. 180, obs. XVIII.

mentaires; l'enfant réclame une opération quelconque, prêt à mourir plutôt que d'endurer plus longtemps le supplice de la faim et de la soif.

Gastrostomie, le 20 mars 1872. — Chloroforme. Incision transversale longue de 25 millimètres, commençant à 1 centimètre en dehors de la ligne blanche pour finir à 15 millimètres des cartilages costaux gauches, presque à égale distance de l'ombilic et de l'appendice xyphoïde. On tombe sur l'épiploon, puis on amène l'estomac qu'on fixe par dix points de suture en fil de soie. Le lendemain, ouverture de l'estomac et ingestion alimentaire. Sypmptòmes de péritonite. Mort cinquante-huit heures après l'opération.

Autopsie. — Rétrécissement modéré au niveau du cricoïde, au-dessous dilatation fusiforme de 7 centimètres, celle-ci est terminée inférieurement par un rétrécissement très dur, qui se continue insensiblement en diminuant d'étroitesse et de dureté, dans une longueur de 18 centimètres. Il existe à 1 millimètre de sa partie déclive, et latéralement, un pertuis qui donne passage par la partie inférieure de l'œsophage à un stylet très fin. Quelques fausses membranes blanches, très molles, à la surface des circonvolutions intestinales.

Obs. V. — *Rétrécissement cicatriciel infranchissable de l'œsophage. Gastrostomie. Mort cinquante-six heures après l'opération* (1). — Homme de 56 ans. Pas d'antécédents cancéreux tuberculeux, ni syphilitiques ; n'a pas avalé de liquide caustique. A parfois bu de la bière en excès, mais jamais du vin, ni de liqueurs alcooliques. Dysphagie depuis douze mois, avec des moments de répit. Il y a un mois déglutition des aliments impossible, amai-

(1) Totherick et Jackson. Brit. med. Journ., 24 mai 1873, p. 588 et Petit. Loc. cit., p. 103, obs. XXIII.

grissement considérable. Rétrécissement à huit pouces et demi de l'arcade dentaire. Lavements alimentaires.

Gastrostomie, le 21 décembre 1872 (16 jours après l'entrée). Ether. Incision de trois pouces à partir du bord externe du muscle droit, parallèlement au rebord des fausses côtes gauches et à un pouce en dedans. Apres l'ouverture du péritoine, apparaît l'épiploon qui conduit sur l'estomac. Celui-ci est fixé au moyen de la suture empennée et ouvert séance tenante. Lavements alimentaires. Le surlendemain on commence l'alimention par la fistule. Signes de péritonite. Mort cinquante-six heures après l'opération.

Autopsie. — Rétrécissement à cinq pouces du cricoïde, formé de tissu fibreux consécutif à un processus d'ulcération qui avait eu lieu à une époque indéterminée. Les organes renfermés dans les diverses cavités étaient sains.

Obs. VI. — *Tentative de suicide par l'acide sulfurique. Rétrécissement de l'œsophage et du pylore. Mort vingt-cinq heures après l'opération* (1).— Femme de 25 ans, avale à peu près une gorgée d'acide sulfurique. Vomissements alimentaires, qui cessent le sixième jour pour reparaître le seizième, avec un caractère d'opiniâtreté extraordinaire; ils ont lieu régulièrement une heure après les repas. On tente de s'opposer à l'amaigrissement progressif à l'aide des lavements alimentaires, mais sans succès.

Gastrostomie un mois après la tentative de suicide. — Anesthésie locale. Incision partant de l'appendice xiphoïde et dirigée un peu obliquement sur la gaîne du muscle droit, dans l'étendue de deux pouces et demi; cette incision est croisée par une autre, partant à un pouce et demi du bord du muscle droit. Péritoine divisé sur la sonde

(1) Moeller. Ugeskr. f. Läger. R. III, B. 16, p. 33 et Petit. Loc. cit., p. 108, obs. XXV.

cannelée ; on introduit ensuite un doigt dans la plaie et une sonde œsophagienne dans l'estomac, et dès que la paroi de cet organe fut perceptible entre la sonde et le doigt, on la saisit avec une pince, on la fixa par plusieurs fils de soie, et on la fendit dans l'étendue d'un pouce. Pansement phéniqué. La malade tombe après l'opération dans un collapsus de plus en plus profond et meurt.

Autopsie incomplète ; on n'examine que l'estomac et le duodénum ; rétrécissement par cicatrice étoilée à un centimètre en arrière de l'anneau pylorique.

Obs. VII. — *Rétrécissement cicatriciel de l'œsophage. Gastrostomie. Guérison* (1). — Apprenti maçon de 17 ans, avale par mégarde le 4 février 1876 une solution de potasse d'Amérique ; immédiatement après sensation de brûlure, puis œsophagite intense.

Le 31 mars, il entre à la Pitié, dans le service de M. Dumontpallier, avec une grande gêne de la déglutition ; on essaye vainement de franchir l'obstacle qui siège dans la portion thoracique de l'œsophage. Le 24 mai, il passe dans le service de M. le professeur Verneuil, pâle, amaigri, à bout de forces ; les liquides seuls passent à travers le rétrécissement qui se trouve à 7 centimètres de l'anneau cricoïdien, assez avant, par conséquent, dans la poitrine. Les tentatives de cathétérisme, répétées tous les deux ou trois jours seulement à cause de l'irritation consécutive de l'œsophage, restent inefficaces, de même que les lavements nutritifs.

Il fallait intervenir plus activement. « Je n'avais guère d'espoir, dit M. le professeur Verneuil, que dans la gas-

____

(1) Verneuil. Bull. de l'Acad. de méd., 1876, p. 1025. Petit, p. 210, obs. XXXII, dict. enc., 2ᵉ S, T. XIV, p. 481, art. œsophage.

trostomie, l'œsophagotomie externe au lieu d'élection m'aurait permis d'approcher du rétrécissement, mais non d'en trouver plus sûrement l'orifice ; l'œsophagotomie interne n'est raisonnablement praticable que sur conducteur. Quant au cathétérisme forcé, je n'y songeais même point, connaissant par expérience les {dangers considérables inhérents au cathétérisme simple lui-même, quand l'obstacle est très étroit et difficile à franchir. Trois cas de mort dans ma seule pratique m'ont parfaitement éclairé sur ce point. »

Pensant que peut-être à l'obstacle réel, fibreux, inextensible, s'ajoutait un spasme, comme cela est fréquent dans les coarctations uréthrales, M. Verneuil put, après anesthésie chloralique (8 grammes en lavement), franchir le rétrécissement. Il existait deux détroits distincts de 2 à 3 centimètres environ et longs de quelques millimètres seulement. Le résultat fut d'abord excellent, le malade put avaler du bouillon, du lait, etc. ; on songeait à pratiquer l'œsophagatomie interne, quand, à partir du 10 juillet, tous les essais pour franchir le rétrécissement même avec le concours du chloroforme furent vains.

Gastrostomie, le 26 juillet 1876 (pour le Manuel opératoire, voy. page 31). — A la suite, le malade eut dans la soirée quelques douleurs assez vives dans l'hypochondre gauche. Après quelques accidents de peu de gravité, le malade se levait le 20 août. Ce jeune homme qui ne pesait au moment de l'opération que 33 kilos, en pèse 43 le 30 octobre ; il s'occupe dans l'intérieur de l'hôpital à divers emplois peu fatigants. Les injections stomacales qui se composent de lait, d'œufs, de viande hachée, etc., ne déterminent d'autre sensation que celle du froid et du chaud.

L'orifice de la fistule a une forme arrondie et un diamètre de 12 millimètres ; la lèvre inférieure est entièrement cutanée et déprimée par la sonde qui sert à l'injection

des aliments, la supérieure est surmontée par un bourrelet saillant tomenteux, d'un rouge vif, constitué par la
muqueuse stomacale en état d'ectropion. Le malade meurt
de phthisie pulmonaire, le 7 novembre 1877. Pas d'autopsie. (Petit, Tr. de la G., p. 230, note 1.)

Obs. VIII. — *Rétrécissement cicatriciel de l'œsophage et
du pylore consécutif à l'ingestion d'acide sulfurique. Gastrostomie en un temps. Mort d'épuisement le lendemain de
l'opération (1).*

Obs. IX. — *Rétrécissement cicatriciel de l'œsophage. Gastrostomie en une seule séance. Mort de péritonite deux jours
et demi après (2).*

Obs. X. — *Rétrécissement cicatriciel, consécutif à l'ingestion d'acide sulfurique. Gastrostomie en un temps. Mort
30 heures après l'opération (3).* — Femme de 30 ans, avale
de l'acide sulfurique et a consécutivement un rétrécissement qui devient rapidement infranchissable.

Gastrostomie, le 9 janvier 1877. — Chlorof. Antisepsie.
Incision de 2 pouces 1/2, couche par couche et parallèlement aux fausses côtes gauches. L'estomac, attiré à l'aide
des doigts, est maintenu à l'aide de deux fils de soie passés
à travers sa paroi antérieure, puis incisé et fixé à la
plaie abdominale par 40 points de suture en fil de soie.
L'opération dura trois heures.

Presque pas d'hémorrhagie. Lavements alimentaires.
On injecte dans l'estomac un peu de lait qui reflue immédiatement par la sonde. Les dix premières heures après

(1 et 2) Schede in Vitringa. « Over gastrostomien », p. 164.
(3) Snegireff. Protocol de la Soc. phys. med. de Moscou et Centralbl. f. ch. 1879, p. 892.

l'opération se passèrent assez bien, mais ensuite le malade tomba dans le collapsus et mourut.

Autopsie. — Rétrécissement infranchissable de l'œsophage ; les deux feuillets péritonéaux sont soudés. La plaie stomacale se trouve au niveau du cardia.

OBS. XI. — *Rétrécissement cicatriciel de l'œsophage. Gastrostomie. Guérison* (1). — Jeune garçon de 7 ans, boit par mégarde une gorgée d'acide sulfurique en juillet 1876. Un médecin constata un mois après un rétrécissement de l'œsophage et le traita par le cathétérisme répété plusieurs fois par semaine. Le traitement fut négligé pendant quelque temps et le 18 décembre, on ne peut plus franchir le rétrécissement, qui siège immédiatement au-dessus du cardia. L'état du malade devient de plus en plus mauvais malgré les lavements alimentaires.

Gastrostomie, le 28 mars 1877. — Essentiellement, d'après la méthode du professeur Verneuil. Les suites furent des plus heureuses et le 12 juin le *poids du malade avait augmenté d'un quart*. L'enfant était nourri par le procédé suivant : les aliments soumis à la mastication étaient ensuite introduits à l'aide d'une cuillère dans un tube en caoutchouc communiquant avec la canule gastrique ; leur poids et un léger mouvement d'expiration avec la bouche rendaient plus facile le glissement du bol alimentaire.

M. Trendelenburg a essayé le cathétérisme par l'estomac ; il a trouvé facilement l'orifice du cardia, mais il n'a pu franchir le rétrécissement. Le 27 janvier 1879, l'opéré était encore en bonne santé et pesait 23 k. 750 gr. ; le seul inconvénient de la fistule était un peu d'eczéma provoqué par le contact du suc gastrique sur la peau. Le rétrécissement œsophagien était toujours infranchissable. Le

(1) Trendelenburg. Langenbeck's Archiv, 1878, T. XXII, p. 227 et Petit. Loc. cit., p. 247, obs. XXXVII.

jeune garçon meurt 4 ans après l'opération d'un abcès du cerveau consécutif à une carie du rocher, survenue dans le décours d'une scarlatine. (*Americ. Journ. Med. Sc.* juillet 1884, p. 63, note 2.)

Obs. XII. — *Rétrécissement cicatriciel de l'œsophage. Gastrostomie. Guérison. Mort d'épuisement 28 jours après* (1). — Jeune fille de 14 ans ayant un rétrécissement de l'œsophage consécutif à l'ingestion de soude caustique. Trois mois environ après l'accident, il lui est impossible d'avaler même des aliments liquides. Toutes les tentatives de cathétérisme, même avec les instruments les plus minces, furent inutiles. Amaigrissement progressif malgré les lavements alimentaires.

Gastrostomie, le 17 novembre 1877. — L'estomac fut facilement atteint par une incision faite le long du rebord des fausses côtes, depuis la ligne semi-lunaire, en bas et en dehors dans l'étendue de 4 pouces ; il était couvert par le lobe gauche du foie, on le saisit entre le pouce et l'index, et on fit pénétrer profondément dans sa paroi une aiguille garnie d'une double ligature en soie phéniquée ; on en passa une autre semblable à angle droit, puis on ouvrit l'estomac par une incision oblique d'un pouce et demi de long près du cardia, de nombreuses sutures en soie phéniquée achevèrent de fixer l'organe à la paroi abdominale.

Pendant les deux premiers jours, alimentation par le rectum ; le troisième jour seulement on injecta un peu de lait dans l'estomac ; à cause de la rétraction de ce viscère, on ne put en injecter plus de 3 onces.

En dépit de tout ce que l'on put faire, la jeune fille continua à s'émacier et mourut d'épuisement vingt-huit jours après l'opération.

(1) Messenger-Bradley in Petit. Tr. de la Gastrostomie, p. 259, obs. XL, The Lancet, 2 nov. 1878, p. 621.

Autopsie. — Pas de péritonite. L'estomac mesurait 4 pouces de long sur 2 de large. Les muscles volontaires et le foie étaient le siège d'une sorte de dégénérescence hyaline ; absence complète de graisse dans toutes les parties du corps. L'œsophage était absolument oblitéré en un point et très rétréci dans toute son étendue.

Obs. XIII. — *Tentative de suicide par ingestion d'ammoniaque. Œsophagite intense, puis rétrécissement infranchissable de l'œsophage. Gastrostomie. Mort au 3ᵉ jour* (1). — Homme de 23 ans, boit de l'ammoniaque à la suite d'un violent chagrin. Œsophagite intense. Pendant trois mois, il peut avaler assez facilement les liquides, mais au bout de ce temps, grande difficulté pour déglutir qui le force à entrer dans le service de M. Le Dentu, à l'hôpital Saint-Antoine, le 5 novembre 1877.

Malade très affaibli et émacié, la sonde s'arrête à 20 cent. de l'arcade dentaire même après chloroformisation. Soif très vive.

Gastrostomie, le 3 janvier 1878, en présence du professeur Verneuil. — Temp. avant l'opération 35,6. Précautions antiseptiques. Chloroforme. On limite d'abord la matité hépatique par la percussion, ensuite opération suivant la méthode de Verneuil. Après l'ouverture de la cavité abdominale, on aperçoit l'épiploon.

Temp. après l'opération, 35,4. Alimentation immédiate. Le malade s'affaiblit de plus en plus et meurt le 5 janvier, à 10 heures du matin.

Autopsie. — Aucune trace des lésions ordinaires de la péritonite. Les parois de l'estomac restent parfaitement adhérentes aux lèvres de la plaie. L'estomac occupe une position très inclinée en bas et à droite, presque verticale, en sorte que l'incision qu'on croyait porter sur la face an-

____

(1) Le Dentu. Petit. Loc. cit., p. 240, obs. XXXVIII.

térieure au voisinage du cardia, a été faite près du pylore, à 4 cent. à gauche et en haut et à gauche de cette ouverture. *La sonde de caoutchouc se trouve dans le duodénum.* La muqueuse stomacale, très injectée, présente de nombreux plis rayonnant vers le cardia, comme si l'organe avait été attiré en haut par la rétraction de l'œsophage ; celui-ci, qui ne mesure plus que 22 cent., présente un long rétrécissement qui siège dans presque toute son étendue ; il commence au niveau du cartilage cricoïde, où il est plus marqué que plus bas.

Obs. XIV. — *Rétrécissement infranchissable de l'œsophage. Gastrostomie. Guérison, survie huit mois* (1). — Femme de 37 ans, a, consécutivement à une diphthérite, un rétrécissement de l'œsophage, traité avec succès par la dilatation. La malade paraissait complètement guérie, quand, cinq ans après, apparaît de nouveau la dysphagie, accompagnée de vomissements après les repas. L'exploration de l'œsophage révèle un premier rétrécissement au niveau du larynx et un deuxième à 31 centim. des incisives. Ce dernier est absolument infranchissable. Malgré l'alimentation par le rectum, la malade baisse de plus en plus.

Gastrostomie, le 10 janvier 1878. — Même procédé que pour la première. (Voy. obs. XI). Tout se passe bien. L'abdomen reste sensible, pas de symptômes du côté du péritoine ; température la plus élevée (les 11 et 12 janvier) 37°8. La plaie est attirée avec force vers l'extérieur, et le petit entonnoir qui en résulte renferme ordinairement un peu de suc gastrique, légèrement coloré par la bile. Il se produit par suite une gangrène superficielle de quelques centimètres carrés, dans le voisinage immédiat de la fistule. La plaie s'agrandit (malgré l'application d'un linge

(1) In Tr. de la G., p. 261, obs. XLI. Verhandl. der Deutsch. Gesellsch. f. ch. achter Congress, 2ᵉ sitzung, 17 avril 1879.

huilé) et on est obligé de remplacer le drain par un autre plus gros.

Le 20. L'eschare gangreneuse tombe et est remplacée par des granulations de bonne apparence.

6 février. Une bougie mince semble passer par l'estomac à travers le rétrécissement, mais le cathétérisme avec des bougies plus grosses échoue. La malade ne peut se servir d'un œsophage artificiel à cause du mauvais état de ses dents. Elle se sert d'un entonnoir qui communique avec le drain par une tube d'environ 40 centim. de long.

A plusieurs reprises, le drain ne s'adaptant plus hermétiquement, on augmente son diamètre extérieur en enroulant tout autour des lames fines de caoutchouc, et l'adaptation redevient hermétique. Les nouvelles tentatives faites pour introduire les bougies par en bas restent infructueuses.

La malade meurt, à la fin d'août, d'une affection fébrile.

Pas d'autopsie ; néanmoins, Trendelenburg est convaincu, étant donnés l'examen de la malade et la marche du rétrécissement, qu'il n'était ni cancéreux, ni syphilitique, mais purement cicatriciel.

Ons. XV. — *Rétrécissement infranchissable de l'œsophage. Gastrostomie, par le professeur Langenbeck. Guérison* (1). — Homme de 59 ans, atteint de dysphagie depuis neuf mois, à la suite, dit-il, de la déglutition d'aliments trop chauds. L'œsophage, franchissable d'abord par les sondes les plus fines, devient bientôt complètement infranchissable, même après chloroformisation. Le rétrécissement siège un peu au-dessus de la partie moyenne de l'œsophage.

Gastrostomie, le 18 décembre 1878, par Langenbeck. —

(1) Israël. In Berliner Klin, Wochensch., 17 fév. 1870, p. 91 et Tr. de la G., p. 271, obs. XLIV.

Antisepsie, chloroforme. Incision de 10 centim., commençant à 2 centim. de l'appendice xiphoïde, se dirigeant en bas et à gauche et aboutissant à une ligne fictive passant entre les neuvième et dixième cartilages costaux. Après l'ouverture du péritoine, on aperçoit le lobe gauche du foie et au-dessous l'estomac; celui-ci est attiré au niveau de la plaie abdominale et embroché par une aiguille en acier de 12 centim. et fixé à l'aide d'une couronne de sutures de catgut assez rapprochées l'une de l'autre. Enfin, deux sutures en soie phéniquée furent placées de chaque côté de la plaie, pénétrant et sortant à une plus grande distance des lèvres de cette dernière et comprenant toute l'épaisseur de la paroi abdominale et celle de l'estomac.

Pas de fièvre. Le malade fût nourri, comme précédemment, à l'aide de lavements peptonisés, suivant la méthode d'Adamkievicz (150 à 200 gr. de peptone cuite dans du lait).

Au bout de vingt-quatre heures, on retire la longue aiguille, et le cinquième jour on ouvre l'estomac par une incision cruciale juste assez grande pour permettre l'introduction dans l'estomac d'un drain de moyen calibre.

Quelque temps après l'opération, le malade put avaler des liquides, chose très heureuse, car il se plaignait de la soif, et il en était à peu près de même de la faim, et quand il avait l'estomac plein il disait : « *Unten (im Magen) bin ich satt; oben (im Munde) habe ich hunger* (1). »

Actuellement, le malade, absolument guéri, porte un appareil destiné à fixer le drain et à empêcher l'issue des liquides alimentaires par la fistule. Cet appareil consiste en un pessaire annulaire à air, dont l'ouverture centrale correspond exactement au diamètre de la fistule; on fait passer le drain au travers de l'ouverture du pessaire, qu'on

____

(1) « Par en bas (dans l'estomac) je suis rassasié, par en haut (dans la bouche) j'ai faim. »

insuffle et qu'on maintient solidement fixé par un bandage sur la fistule stomocale.

Le malade a succombé trois mois après l'opération.(Voy. Langenbeck's Archiv., XXVIII, p. 750.)

Ons. XVI. — *Rétrécissement syphilitique de l'œsophage. Gastrostomie. Guérison. Occlusion consécutive de la fistule* (1). — Femme de 34 ans, a depuis cinq ans une dysphagie ayant augmenté graduellement. Elle tousse, a des hémoptysies depuis huit ou neuf ans et a toujours eu des maux de gorge accompagnés de perte de la voix. Soignée à différentes reprises, elle entre en dernier lieu dans le service de Davies-Colley, très amaigrie et pouvant à peine avaler les liquides.

Une sonde d'un tiers de pouce de diamètre introduite dans l'œsophage révèle un rétrécissement considérale au niveau de l'extrémité supérieure du sternum.

Le cathétérisme, très douloureux, est suivi d'un grand affaissement. Cinq jours après, la déglutition s'améliore et la malade se remet du *choc* et de la grande douleur causés par le passage de la sonde. Quelques jours après, elle peut avaler du pain et du poisson, mais pas de viande. Sa langue présente un aspect cicatriciel, comme vernissé, et, vers la partie médiane, une bande très blanche légèrement proéminente. Quelque temps après, la dysphagie augmente de nouveau et la malade est encore obligée de ne prendre que des liquides. En raison de l'aspect particulier de la langue, on soumet la malade au traitement antisyphilitique, mais on est forcé de l'interrompre au bout de deux jours, à cause de l'apparition d'une éruption à grosses bulles occupant la partie supérieure du tronc, la face et les bras, que la malade attribue au traitement.

Le 13 mars, une nouvelle tentative de cathétérisme reste

(1) Davies-Colley. In Guy's Hosp. Rep., t. XLII, 1883-84, p. 307.

sans succès, et la malade rejette en toussant une petite quantité de sang; en même temps, les forces paraissent lui manquer.

Gastrostomie, le 22 mars 1879. — Méthode de Howse. Pendant l'intervalle qui sépare les deux temps de l'opération, la malade est nourrie à l'aide de lavements alimentaires, quoiqu'elle fut capable d'avaler un peu de lait. A partir du quatrième jour, les lavements ne sont pas gardés, et le cinquième on ouvre l'estomac.

Quelque temps après, la malade souffre beaucoup de l'écoulement du continu stomacal par la fistule. Tantôt le rétrécissement est perméable aux liquides, tantôt, au contraire, il est si serré que la malade peut à peine avaler sa salive.

A la fin de juillet, érysipèle aux environs de la fistule; les aliments s'écoulent toujours par la fistule quand la malade est debout ou assise dans son lit.

Cet écoulement cause de grandes souffrances à la malade.

On se décide à fermer la fistule, et on rapproche à cet effet, à l'aide de deux sutures à bouton, les bords bourgeonnants de la plaie. Cette première tentative n'est pas couronnée de succès.

Le 2 décembre, on avive, après chloroformisation, les bords de la plaie et on les réunit par trois sutures à bouton et deux sutures simples.

Au commencement de janvier, la plaie était complètement cicatrisée. La dysphagie s'améliora progressivement, et, à partir de Noël 1881, la malade pouvait avaler de la viande et des aliments solides après les avoir bien mâchés.

Au mois de juillet 1883, elle revient voir M. Davies-Colley en excellente santé. Mariée depuis dix-huit mois, elle n'a pas eu d'enfant. Au mois d'août suivant, la malade avalait très bien sans qu'on ait jamais eu recours au cathé-

Cohen.   7

térisme. (*Amer. Journ. Med. Sc.*, juillet 1884, p. 63, note 5.)

Obs. XVII. — *Rétrécissement cicatriciel de l'œsophage. Gastrostomie. Guérison. Mort de pneumonie dix-huit mois et demi après* (1). — Femme de 66 ans, a été traitée, il y a un mois, pour un mal de gorge accompagné de dysphagie et d'amaigrissement progressif. La bougie n° 5 s'arrête au niveau du cartillage cricoïde; on pense à une épithélioma de l'œsophage, mais on cache ce diagnostic pour ne pas inquiéter la malade. On apprend cependant plus tard que, trois mois auparavant, cette femme avait avalé de l'ammoniaque. L'amaigrissement augmente tous les jours, et la malade menaçant de mourir d'inanition, on se décide à intervenir.

Gastrostomie, le 4 avril 1879. — Après antisepsie et chloroformisation, incision près de la ligne semi-lunaire. (Pas d'autres détails sur le manuel op.) La malade se nourrit très bien par la fistule et peut au bout de quelque temps avaler un peu de liquide. Phlegmon de la paroi abdominale, ayant duré trois mois environ. Bien portante depuis, la malade commence à maigrir vers le dix-huitième mois de l'opération, s'affaiblit de plus en plus et finit par mourir quelque temps après.

A l'autopsie on trouve un rétrécissement long de trois-quarts de pouce, siégeant au niveau de la bifurcation de la trachée. L'estomac est normal et solidement fixé aux environs de la fistule. Lésions de pneumonie aiguë aux deux sommets. Les autres organes sont sains mais atrophiés.

Obs. XVIII. — *Gastrostomie pour un rétrécissement cicatriciel; guérison. Fermeture de la fistule un an après.*

(1) Pye-Smith. In Trans. inter. Congr., 1881, p. 456, London. Centralbl. f. Ch., 1881, N° 38, p. 605.

Réapparition du rétrécissement. Mort quarante-trois mois après l'opération (1). — Femme de 26 ans, boit de l'acide chlorhydrique, le 16 février 1879. Elle entre à Guy's Hospital, où la dysphagie augmente graduellement.

Gastrostomie, le 24 avril 1879, par Howse (procédé décrit). — La malade se nourrit par la fistule pendant près d'une année. Au bout de ce temps, on essaie de nouveau la dilatation, qui avait échoué quelque temps auparavant. Cette nouvelle tentative est couronnée de succès et à tel point que Howse se décide à fermer la fistule douze mois après l'opération. En août 1880, la malade quitte Guy's-Hospital, et on a bien soin de lui recommander de passer des bougies dans le rétrécissement de temps à autre. Le 6 septembre de la même année, elle entre dans le service de M. Morell-Mackenzie, à l'hôpital des maladies de la gorge (Throat Hospital). A son entrée on ne peut passer que la bougie n° 2, mais on arrive graduellement à introduire le n° 6, et l'état de la malade s'améliore considérablement. Cependant, en février 1881, nouvelle récidive plus grave que la précédente, le rétrécissement est très serré, la malade garde le lit pendant trois mois et souffre beaucoup d'une grande douleur siégeant entre les deux épaules et qui est augmentée par les efforts de déglutition. L'état de la malade s'améliore de nouveau au bout de quelque temps.

Pendant l'automne de 1882, elle se représente pour la troisième fois, mais en dépit de toutes les tentatives pour le franchir, le rétrécissement reste imperméable. La malade s'affaiblit graduellement jusqu'à la mort, qui a lieu au commencement de novembre 1882.

(1) Morell-Mackenzie. Gastrostomy, œsophagostomy and internal œsophagotomy in the treatment of stricture of the œsophagus. American Journ, med. sc., 1883, n° S., T. LXXXV, d. 437.

Autopsie. — Le cadavre présente peu de signes d'épuisement ; il existe 1 centimètre de graisse au niveau de la paroi abdominale. Les deux poumons adhèrent à la cage thoracique. L'œsophage est fixé aux muscles prévertébraux au moyen d'une couche épaisse de tissu fibreux. Le rétrécissement commence à un demi-pouce du cricoïde et s'étend en bas jusqu'à 2 cent. 1/2 du cardia. Les parois de l'œsophage d'un bout à l'autre du rétrécissement sont rigides (dures) et épaisses, et atteignent par places un huitième de pouce. Le rétrécissement est constitué par quatre replis longitudinaux, occupant principalement la paroi antérieure et en partie les parois latérales de l'œsophage. Ces replis bouchent pour ainsi dire complètement la lumière du conduit. Celui-ci présente à son bout inférieur une nouvelle sténose reliée à la première par une bande transversale de tissu cicatriciel. A 7 centimètres du cardia, il existe trois orifices admettant une large sonde et entourés de tissu cicatriciel ; ils communiquent avec un canal qui s'étend en bas et à droite dans une étendue de 2 centimètres 1/2 entre les fibres musculaires, et aboutit à une poche d'un demi-pouce de long, située en dehors de l'œsophage.

On trouve un peu au dessous du milieu de l'œsophage un petit orifice, qui fait communiquer ce conduit avec la trachée. L'estomac a 6 pouces 1/2 au niveau de sa petite courbure et 12 pouces 1/2 au niveau de sa grande courbure. Sa face antérieur mesures 3 pouces 1/2 dans sa partie la plus large, et 2 pouces dans sa partie la plus étroite. Cicatrice de 2 pouce 1/2 au niveau de la paroi abdominale, et une cicatrice à plis radiés au niveau de la fistule gastrique. Celle-ci est située à 1 pouce 1/2 de la grande courbure et plus près du pylore que du cardia. L'estomac est relié à la paroi antérieure de l'abdomen par un tissu fibreux très dense.

Obs. XIX. — *Rétrécissement cicatriciel. Gastrostomie. Mort 13 jours après (1).* — Homme de 54 ans, boit par mégarde dix semaines avant son entrée de l'acide sulfurique. Dysphagie, qui augmente rapidement. On arrive tout d'abord à passer avec beaucoup de difficulté le n° 17 de la filière Charrière, mais bientôt rien ne passe, et la sonde s'arrête à peu près au niveau du cardia. Le malade est très amaigri et souffre beaucoup de la faim. L'estomac est dilaté.

Gastrostomie, le 28 avril 1879. — Antisepsie et chloroforme. Incision curviligne longue de 5 centimètres, à un bon travers de doigt du rebord costal gauche et à partir d'un point situé à 2 centimètres au-dessous de l'appendice xiphoïde. L'estomac se présente dans la plaie immédiatement après l'incision du péritoine; il est saisi et fixé à la paroi abdominale par dix points de suture en soie. Pensement antiseptique. Lavements nutritifs de Leube. Pas de réaction fébrile. Trois jours après, on ouvre l'estomac et on y introduit un gros drain; alimentation par la fistule. Le malade meurt treize jours après l'opération.

A l'autopsie on trouve une pleurésie séro-fibrineuse du côté gauche et une bronchite purulente. Un rétrécissement très serré au niveau du cardia et une ulcération près du pylore.

Obs. XX. — *Rétrécissement cicatriciel. Gastrostomie. Mort de pneumonie 210 jours après l'opération (2).* — Enfant de 173 jours, auquel on a fait boire par mégarde de l'ammoniaque. Dysphagie, puis impossibilité d'avaler

(1) Studsgaard (2°) in « Gastrostomien af », par Müller. Copenhague, 1880, p. 105, et in « Over Gastrostomien », par Vitringa, Groningen, 1884.

(2) Langenbuch. In Berl. Klin. Wochensch. 25 avril 1881, T. VI, p. 125.

quoi que ce soit. On arrive au bout de quelques jours, à l'aide du cathétérisme, à dilater un premier rétrécissement ; malheureusement il en existait un deuxième absolument infranchissable au niveau du cardia. Lavements nutritifs ; l'enfant s'affaiblit considérablement.

Gastrostomie, le 29 mai 1879. — Précautions antiseptiques. Chloroforme. Incision oblique, parallèle au rebord costal gauche, partant de la ligne médiane et aboutissant au niveau de la huitième côte. Après l'ouverture du péritoine, qui est fixé à la plaie abdominale à l'aide de pinces, on aperçoit à l'extrémité droite de la plaie le lobe gauche foie, et au-dessous l'estomac. A ce moment, une secousse de toux fait sortir à travers la plaie l'épiploon et le côlon transverse qui sont difficilement remis en place. On fixe l'estomac à la paroi abdominale par 15 points de suture en soie très fine, et de telle sorte que les fils ne traversent que les deux tuniques extérieures de l'estomac. Pansement de Lister. Lavements nutritifs. Le septième jour on veut ouvrir l'estomac, mais l'on s'aperçoit que ce dernier n'adhère pas complètement à la partie inférieure de la plaie abdominale ; on fait deux nouveaux points de suture à ce niveau et on attend sept jours encore. Le quatorzième jour, on ouvre l'estomac et on y introduit un tube à drainage à 7 millimètres de diamètre. Alimentation par la fistule. L'enfant grandit bien, mais souffre beaucoup de la soif. Deux cent dix jours après l'opération survient une pneumonie catarrhale qui emporte le petit malade.

A *l'autopsie*, on trouve le rétrécissement inférieur perméable.

Obs. **XXI.** — *Rétrécissement cicatriciel de l'œsophage. Gastrostomie. Guérison* (1).— Petite fille de 7 ans, avale un

____

(1) Herff. Saint-Louis Courrier of med., déc. 1870, T. II, p. 589. Centrabl. f. Ch. VII, p. 428. The London med. record, 1885, f. 15.

un avant l'opération de la potasse caustique et a consécutivement un rétrécissement de l'œsophage. Trois ou quatre semaines avant l'opération. l'enfant est dans l'impossibilité d'avaler les liquides. Rétrécissement infranchissable vers la partie moyenne de l'œsophage. Affaiblissement progressif.

Gastrostomie, le 31 août 1879. — Antisepsie et chloroforme. Méthode de Howse. Les deux temps de l'opération se passent très bien. L'enfant est nourri à l'aide d'un cathéter n° 12 (Maisonneuve). Quelque temps après le rétrécissement redevient perméable, et l'enfant peut avaler sa salive. On introduit plus tard dans la fistule une canule à trachéotomie, fermée à l'aide d'un bouchon en caoutchouc, que l'enfant garde jour et nuit sans inconvénient. Pas d'eczéma ni d'erythème autour de la fistule. La petite fille reprend des forces très rapidement. Elle vivait encore très bien portante cinquante-six mois après l'opération, et refusait les tentatives de dilatation. (*Americ. Journ. Med. Soc.*, juillet 1881, p. 64, note 5.)

Obs. XXII. — *Rétrécissement cicatriciel de l'œsophage. Gastrostomie. Mort quatre jours après (1).* — Petit garçon de 4 ans, boit par mégarde de l'acide sulfurique et a consécutivement de la dysphagie, et bientôt un rétrécissement infranchissable. Affaiblissement progressif.

Gastrostomie, le 11 octobre 1879. — L'estomac est saisi, maintenu, puis ouvert par une incision cruciale ; les quatre lambeaux sont fixés à la paroi abdominale par un cercle de sutures en soie. Quatre jours après l'opération, le malade meurt dans le collapsus.

A l'autopsie on trouve une broncho-pneumonie à gauche. Pas de péritonite.

____

(1) Tillmans. Berl. Klin. Wochenschr., 21 août 1882, p. 531.

Obs. XXIII. — *Rétrécissement cicatriciel de l'œsophage.*
Gastrostomie. Mort trente heures après l'opération (1). —
Jeune homme de 17 ans, avale de la potasse caustique;
dysphagie consécutive. Pendant les six derniers jours qui
précèdent son entrée à l'hôpital, le malade est incapable
d'avaler ni solides ni liquides. Lavements nutritifs de Leube,
ceux-ci n'empêchent pas les forces du malade, de dimi-
nuer à vue d'œil.

Gastrostomie, le 21 octobre 1879. — Par la méthode de
Verneuil. Lavements nutritifs. Mort trente heures après
l'opération.

A l'autopsie, on trouve une péritonite purulente. La fistule gastrique siège à environ 7 centimètres du pylore.

Obs. XXIV. — *Rétrécissement cicatriciel de l'œsophage.*
Gastrostomie. Mort sept jours après l'opération (2). Petit
garçon de 2 ans environ, a un rétrécissement de l'œsophage consécutif à l'ingestion de potasse caustique. Les
sondes les plus fines ne peuvent franchir la stricture.

Gastrostomie, le 5 février 1880. — Précautions antiseptiques. L'estomac est ouvert et fixé à la plaie abdominale
avec la soie de Czerny. Alimentation immédiate. La température qui était au-dessous de la normale avant l'opération,
redevient normale peu de temps après. Le petit malade
meurt d'épuisement sept jours après l'opération.

A l'autopsie aucune trace de péritonite.

Obs. XXV. — *Tentative de suicide par l'acide sulfurique.*
Rétrécissement de l'œsophage. Gastrostomie. Guérison (3).
Jeune fille de 22 ans, boit huit mois avant l'opération un

(1) Weinlechner, in Bericht der K. K. Krankenanstalt Rudolf-
Stiftung in Wien, 1880.
(2) Van der Hœven (2*), in Vitringa. Loco cit., p. 55.
(3) Bryant, in The Lancet, 9 avril 1881, T. I, p. 572.

petit verre d'acide sulfurique, et a consécutivement un rétrécissement de l'œsophage qui augmente peu à peu et
devient bientôt infranchissable.

Gastrostomie, le 3 août 1880. — Anesthésie et précautions
antiseptiques. Lavements nutritifs. Ouverture de l'estomac
le sixième jour par une incision d'un huitième de pouce, et
introduction d'un tube en caoutchouc qui entre à frottement. Alimentation par la fistule avec lait, œufs, etc. La
malade va de mieux en mieux, et trois mois après l'opération elle pèse dix-neuf livres de plus qu'avant. Le tube est
bien fixé à la fistule, il reste si bien fermé par sa propre
élasticité, qu'il ne laisse rien échapper du contenu stomacal. La malade qui était nourrie tout d'abord à l'aide d'un
entonnoir, se nourrit ensuite elle-même à l'aide d'une seringue de Higginson modifiée.

La jeune fille se maria plus tard et accoucha le 14
août 1883, après un travail normal. Le 6 mai 1884, elle
était bien portante et la fistule toujours ouverte. Elle peut
boire facilement et avaler des aliments de consistance
molle et de la viande hachée. Cette amélioration de la déglutition eut lieu dix-huit mois après l'opération et continue depuis (Guy's Hosp. Reports, vol. XLII, 1883-84,
p. 373).

Obs. XXVI. — *Rétrécissement cicatriciel de l'œsophage.
Gastrostomie. Guérison* (1). — Jeune nègre de 8 ans, vient
se faire opérer par Staton, pour un rétrécissement infranchissable de l'œsophage consécutif à l'ingestion de soude
caustique, ayant eu lieu quelques mois auparavant. On
avait déjà essayé de dilater le rétrécissement, mais sans
succès. Celui-ci siège à environ trois pouces de l'extrémité
supérieure de l'œsophage. L'enfant nourri déjà à l'aide de

(1) Staton. In the North Carolina med. Journ., oct. 1880, t. VI,
p. 183. — The Lond. med. Record, 15 mars, 1881, p. 107.

lavements depuis quelque temps est très émacié et très faible.

Gastrostomie fin octobre 1880. — Chloroforme. Antisepsie. Incision de 2 pouces et demi, commençant à un travers de doigt de la ligne médiane, aussi près que possible du sternum.

L'estomac, très rétracté, est situé très profondément dans la plaie; une petite incision, d'environ trois quarts de pouce et parallèle à son grand diamètre, est nécessaire, pour pouvoir le saisir. On l'atteint de cette façon, et on le fixe à la paroi abdominale. L'estomac est ouvert immédiatement, et on introduit dans l'ouverture un tube en caoutchouc, par lequel on injecte des aliments liquides,

L'enfant se rétablit lentement, à cause de sa grande faiblesse, mais ne présente à aucun moment le moindre signe de péritonite aux environs de la plaie.

Six mois après l'opération, l'enfant était en bonne santé, et se nourrissait, par la fistule, avec des aliments préalablement mastiqués et introduits dans l'estomac à l'aide d'un œsophage artificiel.

Obs. XXVII. — *Rétrécissement non cancéreux de l'œsophage. Gastrostomie. Guérison* (1).

Obs. XXVIII. — *Rétrécissement de l'œsophage. Gastrostomie. Guérison. Mort de phthisie sept mois après l'opération* (2). — Enfant de 8 ans, boit, onze mois avant l'opération, de la lessive de soude, œsophagite intense, puis rétrécisse-

(1) Satzenko (de Kieff). London Med. Record, 1883, p. 82.

(2) Paul Rupprecht. Jahresbericht der Gesellsch. f. nat. u. heilk. in Dresden, 1881. — Langenbeck's Arch., t. XXXIX, p. 188. Rev. des Sc. méd., t. XXIII, 1881, p. 000.

ment cicatriciel infranchissable, même après chloroformisation. Lavements nutritifs.

Gastrostomie le 19 mars 1881. — Précautions antiseptiques minutieuses. Quinze minutes avant l'opération, injection sous-cutanée de morphine de 5 milligrammes. Anesthésie par le chloral et le chloroforme. Incision de 6 centimètres, parallèle au rebord costal gauche, à 2 centimètres de ce rebord, et à partir de l'appendice xiphoïde.

Division des parties molles et du muscle droit, hémostase progressive, incision du péritoine et fixation provisoire de ses lèvres aux lèvres de la plaie cutanée. L'épiploon se présente le premier; on le saisit avec les doigts, et on amène le côlon; on réduit le tout, et on saisit, à l'aide de pinces et avec beaucoup de difficulté, l'estomac, remonté très haut. On l'attire au niveau de la plaie, et on l'y maintient à l'aide de deux broches qui traversent de part en part sa paroi antérieure. Il est fixé ensuite à la paroi abdominale par quelques sutures superficielles et 10 profondes faites avec la soie de Czerny. Ouverture de l'estomac, avec des ciseaux étroits, dans une étendue de 3-4 centimètres, parallèlement à la plaie, et introduction d'un gros drain. Lavage de l'estomac avec la solution boriquée (3 1/2 p. 100). Pansement à la vaseline boriquée et à l'ouate salicylée. Collapsus profond après l'opération, réchauffement artificiel du malade. Injections sous-cutanées d'éther. Lavements nutritifs.

Le lendemain, on injecte dans l'estomac 60 grammes de lait et 30 grammes de vin de Malaga. Les jours suivants, le malade fut nourri à l'aide d'aliments préalablement mâchés. Un mois après, on lui donne un œsaphage artificiel (tube de Trendelenburg, par lequel il se nourrit mieux. Le malade quitte l'hôpital, et meurt sept mois après l'opération.

A l'autopsie, on trouve des cavernes aux deux sommets et un rétrécissement au tiers inférieur de l'œsophage, dont la paroi avait 1 centimètre d'épaisseur. La fistule gastrique était située à 7 centimètres du pylore.

Obs. XXIX.. — *Rétrécissement cicatriciel de l'œsophage, gastrostomie. Guérison* (1). — Jeune femme de 19 ars ; boit accidentellement, deux ans avant l'opération, de l'acide nitrique. Œsophagite et dysphagie consécutives. Rétrécissement de l'œsophage traité avec succès par le cathétérisme au commencement de 1880 ; la malade peut boire du lait, se croit guérie, et refuse de continuer le traitement. Mal lui en prend, car, deux mois avant l'opération, elle revient avec un rétrécissement infranchissable, situé vers la partie moyenne de l'œsophage

Gastrostomie le 14 mai 1881. — Précautions antiseptiques. Anesthésie avec un mélange d'alcool, de chloroforme et d'éther. Incision curviligne à convexité interne, longue de 4 pouces, à partir du septième espace intercostal gauche, et à 1/2 pouce environ du rebord costal. Après l'incision du péritoine, on aperçoit dans la plaie la partie inférieure de l'estomac et le grand épiploon ; on saisit l'estomac à l'aide de pinces, on le maintient au niveau de la plaie par deux longs fils de soie phéniquée passés à travers sa paroi antérieure, et, enfin, on le fixe à la paroi abdominale par neuf sutures en catgut. Pansement antiseptique. Lavements nutritifs. Ouverture de l'estomac cinq jours après, et injection de lait par la fistule.

Bientôt, la malade peut avaler sa salive sans difficulté, son état s'améliore progressivement, et elle recouvre son poids primitif.

Cinq mois et demi après l'opération, la malade était toujours bien portante. (*Centralblatt f. Ch.*, 1882, n° 35.)

Obs. XXX. — *Rétrécissement cicatriciel de l'œsoghage.*

(1) Thomas Jones. In the Lancet, 7 javn., 1882, t. I, p. 14.

Gastrostomie en un temps. Mort d'épuisement cinq jours après (1).

Ons. **XXXI**. — *Rétrécissement cicatriciel de l'œsophage. Œsophagostomie. Gastrostomie. Guérison* (2). — Jeune garçon de 11 ans 1/2, boit, par mégarde, une petite quantité de potasse caustique, et a, consécutivement, une énorme tuméfaction de la langue, des vomissements violents et de l'enrouement. Ces accidents disparaissent peu à peu, mais il persiste un rétrécissement de l'œsophage ; dans les derniers temps, le malade pouvait à peine déglutir quelques gouttes de liquide. Le rétrécissement siège au niveau du cricoïde, et la sonde la plus fine ne peut le franchir. Le petit malade est très pâle, d'une maigreur squelettique, et peut à peine se tenir sur ses jambes.

En raison du siège peu éloigné de la stricture, on se décide à pratiquer l'œsophagostomie, dans le but de la dilater et d'y laisser à demeure un tube en caoutchouc. Cette opération fut pratiquée le 25 novembre 1881 ; mais tous les efforts pour introduire une sonde, même de petit calibre, dans le rétrécissement, qui se trouve situé au-dessous de la partie incisée, restant infructueux, on procède immédiatement à une *gastrostomie*. Celle-ci fut pratiquée suivant le procédé décrit page 43. A la visite du soir, on trouve le jeune garçon presque mourant, avec une température de 35°8 et un pouls filiforme. Les lavements nutritifs restent sans effet, et le petit malade réclame de la nourriture avec insistance. Craignant qu'il ne succombe dans la nuit, on ouvre l'estomac à l'aide d'un ténotome, et on y introduit un tube en caoutchouc par lequel on injecte du

(1) Stukovenkoff. Medicin. k. Obosrenije, 1882. Centralbl. f. ch., 1882, n° 20, p. 481.

(2) Albert. In « Ueber gastrostomie » de C. Mayll. Wien. Med. Blatter, 1882, n° 17, p. 523.

lait chaud, des œufs et du vin de Champagne. Quatre heures après, la température remontait à 37°.

L'alimentation par la fistule continua sans encombre. La plaie du cou mit longtemps à guérir ; enfin, vers le 6 janvier, celle-ci était complètement cicatrisée, on put commencer la dilatation du rétrécissement. Le 12 janvier, le petit malade peut prendre un peu de nourriture par la bouche. La dilatation est continuée avec succès, et pour éviter la reproduction du rétrécissement, on conseille au malade de passer la sonde tous les jours.

Le 12 avril 1882, le jeune garçon pesait 26 kilogr., il n'en pesait que 16, au moment de l'opération.

OBS. XXXII. — *Rétrécissement de l'œsophage. Gastrostomie. Mort sept jours après* (1). — Homme de 38 ans, a une dysphagie remontant à quatre mois. Depuis deux mois, le malade ne peut avaler que des liquides. Il y a eu une histoire de syphilis. Le rétrécissement siège au niveau du cricoïde, il a un demi-pouce de long et est dilaté avec succès, la déglutition s'améliore. Au-dessous de ce premier rétrécissement, la sonde paraît se mouvoir dans une cavité, et en la poussant on constate un nouvel obstacle ; à ce moment, le malade ressent une grande douleur et une sensation de déchirure.

Le rétrécissement tend à se resserrer, on a de nouveau recours à la dilatation. Quelque temps après, le malade rend sans cause apparente un flot de pus fétide, et a consécutivement une intolérance absolue pour les instruments dilatateurs ; en même temps le moindre effort de déglutition provoque du spasme et de la suffocation. Le malade s'affaiblit de plus en plus, il refuse obstinément de se laisser opérer ; enfin, il se décide et la *Gastrostomie*

(1) Bushnell. New-York Med. Journ., 19 juillet 1884.

a lieu le 24 février 1884, après vingt-quatre jours d'alimentation exclusive par le rectum.

Ethérisation, antisepsie, incision habituelle le long du rebord costal gauche. Après l'ouverture du péritoine, on aperçoit l'estomac volumineux et flasque ; on le fixe à la paroi abdominale par des sutures métalliques.

Le lendemain, injection alimentaire de quatre onces dans l'estomac, à l'aide d'une aiguille hypodermique ; lavements peptonisés et lavements d'eau pour calmer la soif.

Le surlendemain de l'opération, l'introduction de l'aiguille hypodermique produit une petite hémorrhagie provenant sans doute des adhérences ; aussi ce procédé est-il abandonné. On ouvre l'estomac par une petite incision et on y introduit une sonde molle par laquelle on injecte à plusieurs reprises de la nourriture peptonisée.

L'état du malade ne s'améliore pas, il est continuellement tourmenté par une toux spasmodique et se plaint d'une grande douleur dans la gorge.

Le 28 février, on enlève les points de suture et on remarque, que le tube qui, au début, s'adaptait parfaitement à la fistule, est lâche et permet tout autour l'écoulement du contenu stomacal.

Le 2 mars, le contenu stomacal, d'un brun noirâtre, ayant une odeur fétide, s'écoule librement par la fistule. On lave l'estomac à l'aide d'un syphon.

Le lendmain, 3 mai, le malade est pris de dyspnée qui devient de plus en plus intense et meurt dans la soirée,

A l'autopsie. — Caverne ancienne au sommet du poumon droit, adhérences pleurales à ce niveau, dans le reste du poumon on trouve çà et là des noyaux de broncho-pneumonie.

Le poumon gauche et les autres organes sont sains. Valvules aortiques athéromateuses. L'œsophage présente, un peu au-dessous du cricoïde, un rétrécissement d'un tiers de pouce de diamètre et long d'un demi-pouce. Au-dessous, à une distance d'environ quatre pouces, on constate une ulcération à fond grisâtre, à bords granuleux, occupant toute la circonférence et l'épaisseur de l'œsophage, et communiquant avec la trachée par un petit orifice situé sur la ligne médiane. En arrière, le périoste vertébral est également atteint.

Obs. XXXIII. — *Rétrécissement fibreux de l'œsophage. Gastrostomie. Succès opératoire. Mort d'inanition* (1). — Homme de 52 ans, bizarre et extravagant, présente depuis deux ans les signes d'un rétrécissement œsophagien, qui aurait débuté brusquement. Pas de cause connue à sa stricture, ni syphilis, ni caustiques, ni hérédité.

En 1881, un an après le début, on obtient par la dilatation une amélioration sensible, on se préparait à pratiquer l'œsophbogatomie interne, quand le malade quitta l'hôpital.

Un an après (12 fév. 1882), le malade se présentait dans un état d'émaciation extrême, la déglutition des liquides était impossible, le cathéter œsophagien était arrêté à 25 cent. de l'arcade dentaire.

Gastrostomie, le 16 mars 1882. — Incision de Labbé. Après l'ouverture du péritoine, le grand épiploon se présente dans la plaie, il est abaissé, ce qui permet d'attirer l'estomac et le fixer d'abord avec deux broches, et puis après avoir adossé intimement le péritoine pariétal à la face externe de l'estomac, on fixe celui-ci à la paroi abdominale par dix-sept points de suture. Il est incisé immédiatement et une sonde en caoutchouc est introduite dans sa cavité.

Dès le lendemain, on commence l'alimentation du malade par la fistule et pendant 6 à 7 jours, tout parait aller pour le mieux ; mais à partir de ce moment, l'opéré, qui

(1) Tillaux. Bull. et Mém. Soc. chir., N. S., t. IX, p. 214.

était dans un état d'exaltation mentale particulier, refuse de se laisser injecter des aliments par la fistule, et s'obstine à vouloir se nourrir par la bouche. Il est pris de délire, s'affaiblit rapidement et succombe à l'inanition le 2 avril, dix-septième jour de l'opération.

Autopsie. — Rétrécissement canaliculé de 7 centimètres au niveau duquel la texture normale des tuniques de l'œsophage avait complètement disparu. Il était constitué par une tunique fibroïde parsemée de nombreux abcès, dont un, volumineux, entourait presque complètement l'œsophage. La bouche stomacale était située au niveau de la grosse extrémité de l'estomac, près de la grande courbure.

Obs. XXXIV. — *Tentative de suicide par l'acide sulfurique. Rétrécissement de l'œsophage. Gastrostomie. Mort de péritonite* (1). — Jeune fille de 19 ans, boit, quatre semaines avant son entrée à l'hôpital, de l'acide sulfurique. Œsophagite et dysphagie consécutives. Quelque temps après, elle ne peut avaler que des liquides que, du reste, elle rejette immédiatement. La sonde n° 7 s'arrête à 39 centimètres des incisives. Impossibilité absolue de nourrir la malade par les voies naturelles.

Gastrostomie, le 24 avril 1882. — Incision le long du rebord costal gauche. Après l'ouverture du péritoine, on aperçoit le lobe gauche du foie qui occupe toute l'étendue de la plaie ; l'estomac est remonté très haut et le doigt ne peut l'atteindre. On le saisit avec une pince à polype et on l'attire non sans quelque difficulté au niveau de la plaie. Le péritoine pariétal est réuni à la séreuse viscérale par quelques points de suture : deux longs fils de soie phéniquée traversent la paroi antérieure de l'estomac et sont fixés à la paroi abdominale à une assez grande distance

____

(1) Albert. Loc. cit., p. 552.

Cohen. 8

des bords de la plaie : l'estomac est en outre fixé par de nombreux fils de catgut. On remarque à ce moment deux faits bien défavorables : 1° que l'estomac très contracté par le tissu cicatriciel est tiraillé par les sutures, et 2° qu'il y a un froissement continuel entre le bord gauche du foie et la partie suturée de l'estomac.

Les deux jours qui suivent l'opération s'écoulent sans élévation de la température, cependant la plaie est très douloureuse. On défait le pansement et on constate une rétraction considérable de la partie suturée ; on ouvre cette partie à l'aide du thermocautère et on y introduit un gros tube à drainage.

Vers quatre heures du soir, le malade accuse une grande douleur au-dessus de la symphyse et meurt avec tous les signes d'une péritonite suraiguë.

A l'autopsie, on trouve dans la cavité abdominale un épanchement sanguino-purulent mélangé à une petite quantité du contenu stomacal. Il existe aussi bien au niveau du cardia qu'au niveau du pylore un rétrécissement très serré,

Obs. XXXV. — *Rétrécissement cicatriciel de l'œsophage. Gastrostomie. Mort d'inanition douze jours après* (1). — Enfant très jeune, boit six mois avant l'opération de la lessive de soude. Rétrécissement cicatriciel consécutif. Le petit malade est nourri pendant quelque temps à l'aide de lavements.

Gastrostomie, le 24 juin 1882. — L'estomac n'est ouvert que quatre jours après ; on y introduit une canule trachéale par laquelle on injecte de la nourriture. L'enfant guéri de l'opération, meurt d'épuisement douze jours après.

Obs. XXXVI. — *Rétrécissement cicatriciel. Gastrosto-*

(1) Langton. Brit. Med. Journ., 1882, 15 juillet, p. 102.

mie. *Mort de péritonite douze jours après* (1). — Petite fille de quatre ans, est amenée à l'hôpital des Enfants de Rotterdam, pour un rétrécissement de l'œsophage consécutif à l'ingestion de lessive de soude. Impossibilité absolue d'avaler même les liquides. Stricture infranchissable.

Gastrostomie, le 28 septembre 1882. — Antisepsie. Incision oblique le long du rebord des fausses côtes gauches. Fixation de l'estomac à la paroi abdominale avec de nombreuses sutures faites avec la soie de Czerny. Ouverture immédiate de l'estomac et introduction d'un tube à drainage.

Les jours suivants la malade va très bien; le douzième jour éclate une péritonite qui emporte la petite malade.

A l'autopsie, on trouve une anse de l'intestin grêle déchirée et traversée par deux points de suture.

Obs. XXXVII. — *Sténose des voies aériennes et de l'œsophage, probablement d'origine syphilitique. Trachéotomie. Gastrostomie. Guérison* (2). — Femme de 45 ans, est trachéotomisée par Schnitzler, le 4 août 1882, pour un rétrécissement des voies aériennes probablement syphilitique. Au mois de novembre suivant, Albert lui pratique la gastrostomie pour un rétrécissement de l'œsophage de même nature. Cette dernière opération, faite en plusieurs temps, dure près d'un mois.

La malade étant chloroformée après avoir reçu une injection de morphine, on fait d'abord avec le bistouri une incision n'intéressant qu'une partie de la paroi abdominale. Huit jours après, on pratique à l'aide du thermo-

(1) Van der Hoëven. In Vitringa. Loc. cit., p. 98.
(2) Albert. Rapportée par M. Marc Sée à la Soc. de chir. V. Bull. et Mém. Soc. chir. 1883, N. S., t. IX, p. 227.

cautère, la malade étant debout, trois cautérisations à deux jours d'intervalle. Après un nouveau repos de huit jours, on ouvre l'estomac à l'aide du thermocautère, on en dilate l'ouverture avec de la laminaria et on y introduit une canule spéciale. qui est laissée à demeure et que la malade ferme dans l'intervalle des repas à l'aide d'un ob-turateur. Des aliments toujours liquides sont versés dans un entonnoir mis en communication avec la canule au moyen d'un tube en caoutchouc.

Depuis l'opération, la malade a toujours été bien por-tante et n'a gardé le lit un seul jour. Elle a bonne mine, reprend des forces et ne se plaint que d'une salivation assez abondante.

A l'époque de l'opération, elle pouvait avaler encore de très petites quantités de liquide, mais quelque temps après l'œsophage devint complètement imperméable.

La malade entre au commencement de février 1883, dans le service de M. Marc Sée, à la Maison de Santé, pour un plegmon développé autour de sa canule trachéale, et sort guérie deux mois après.

Obs. XXXVIII. — *Rétrécissement cicatriciel de l'œso-phage. Gastrostomie. Guérison. Dilatation du rétrécissement avec succès par la fistule et le cardia* (1). — Petite fille de 12 ans, boit par mégarde de l'acide sulfurique et a consé-cutivement un rétrécissement de l'œsophage. Dans les der-niers temps elle pouvait à peine avaler quelques gouttes de liquide. Le cathétérisme révèle un premier rétrécisse-ment de 2 millimètres de large environ, au niveau du tiers supérieur de l'œsophage, et un deuxième près du cardia.

On obtient tout d'abord. par un cathétérisme fréquent une légère amélioration, mais bientôt celui-ci devient dou-

(1) Schattauer. Przeglad Lekraski, Krakow, 1883, t. XXII, p. 621. Centralbl. f. ch., 1884, n° 6, p. 95.

loureux et aucune sonde ne peut franchir le rétrécissement inférieur.

Gastrostomie, le 29 janvier 1883. — *Premier temps.* —
L'estomac est trouvé sans difficulté et fixé à la paroi abdominale. Lavements alimentaires. Six jours après on
ouvre l'estomac, et on nourrit ensuite la malade d'abord
avec des aliments liquides, puis avec des aliments solides.

La petite malade se lève le quatorzième jour et commence
à s'alimenter à l'aide de l'œsophage artificiel de Trendelenburg.

Au bout de six semaines elle avait engraissée de 4 kilo-
grammes 1/2.

On cherche à dilater le rétrécissement par la bouche,
mais sans succès.

Une sonde introduite à travers la fistule stomacale, dans
l'œsophage, est arrêtée à quelques centimètres du cardia ;
une deuxième, plus fine, est arrêtée et brisée au niveau
des replis de la muqueuse stomacale.

On s'abstient pendant quelques jours de toute nouvelle
tentative, cependant, quelque temps après, on saisit une
sonde fixée à l'aide d'une forte pince œsophagienne et on
l'introduit dans l'œsophage par la fistule. Au niveau du
rétrécissement on desserre légèrement les mors de la pince
et on pousse la sonde jusqu'à ce qu'elle vient apparaître
au niveau du pharynx. On retire la pince et on laisse la
sonde à demeure pendant une heure. Quatre semaines
après on parvient à introduire par la même voie une sonde
de 5 millimètres.

Au commencement d'avril la sonde est introduite par la
bouche et six jours après on obtient une dilatation de
8 millimètres. A partir de ce moment la malade commence
à se nourrir par la bouche.

La fistule est fermée à l'aide d'une pelotte. La malade
apprend bientôt à se cathétériser et quitte l'hôpital.

Obs. XXXIX. — *Rétrécissement cicatriciel de l'œsophage. Gastrostomie, guérison. Dilatation du rétrécissement et occlusion de la fistule* (1). — Homme de 44 ans, boit par mégarde, en mars 1882, de la potasse caustique (Flaschenlauge); œsophagite intense et rétrécissements de l'œsophage. Au nombre de deux, l'un siège à la partie supérieure du conduit, l'autre au niveau du cardia. La dilatation continuée pendant plusieurs mois ne réussit pas à améliorer ce dernier, il devient au contraire de plus en plus serré; le malade maigrit de 30 livres et il vient à la fin de 1882 réclamer une opération. On trouve un rétrécissement à environ 40 centimètres des incisives; il est absolument infranchissable.

Gastrostomie le 29 janvier 1883. — Incision de 14 centimètres le long du rebord costal gauche, parallèle à ce rebord, et à un bon travers de doigt des fausses côtes. On divise la paroi abdominale jusque et y compris le muscle droit, et on n'ouvre la cavité abdominale qu'après hémostase parfaite. Il fut impossible d'apprécier si la partie qui se présentait appartenait à l'estomac ou au côlon transverse; on tira sur l'épiploon et on aperçut bientôt les vaisseaux gastro-épiploïques. L'estomac saisi d'abord à l'aide de deux doigts puis avec des pinces, fut attiré au niveau de la plaie et fixé par une couronne de seize sutures. Celles-ci situées à 1 centimètre des bords de la plaie, comprennent toute l'épaisseur de la paroi abdominale, péritoine compris et les couches séreuse et musculaire de l'estomac. Les deux feuillets péritonéaux sont partout bien en contact.

Après avoir désinfecté la plaie à l'aide d'une solution phéniquée à 3 p. 100, on ouvre l'estomac dans une étendue de 5 à 8 centimètres, de manière à pouvoir plus tard atteindre le cardia à l'aide des doigts introduits dans l'esto-

(1) De Bergmann. Berl. Klin. Wochensch., 1883, p. 684. — Ueber opérat. am OEsophagus. Wien. Med. Blätter, 1883, p. 1347.

mac. On enfonce une éponge dans l'ouverture stomacale et on fixe la muqueuse gastrique à la peau de l'abdomen par cinquante sutures fixes.

Ceci fait, on retire l'éponge et on pense la plaie avec la gaze sublimée par-dessus laquelle on applique plusieurs couches d'ouate également sublimée, le tout maintenu à l'aide d'un large bandage en caoutchouc.

Ce premier pansement fut laissé en place pendant vingt-quatre heures, puis il fut renouvelé plusieurs fois par jour, à cause de sa prompte imprégnation par les liquides. Apyrexie complète et réunion par première intention.

Le 6 février on supprime le pansement antiseptique et on applique autour de la plaie des bandelettes enduites d'une pommade, composée de vaseline et d'oxyde de zinc, pour éviter la réapparition de l'eczéma qui s'était montré pendant les premiers jours après l'opération.

La grande difficulté consistait surtout dans l'alimentation ; la fistule étant trop grande, les aliments à peine introduits par cette voie s'écoulaient au dehors. Le malade maigrissait rapidement. On obtint cependant plus tard une occlusion parfaite de la fistule à l'aide d'un obturateur analogue à l'*obturateur trachéal* de Trendelenburg. Il consistait en une canule métallique entourée d'une double vessie en caoutchouc fin en forme de sablier ; de sorte qu'insufflées, l'une d'elles vint s'appliquer contre la muqueuse stomacale et l'autre contre la peau de l'abdomen. La canule fut fermée à l'aide d'un bouchon de caoutchouc.

Bientôt les manœuvres faites pour aller à la recherche du cardia, d'un côté, le dégoût insurmontable du malade pour sa fistule, de l'autre, l'énervèrent à tel point qu'il préférait, disait-il, mourir, plutôt que de continuer à porter sa fistule.

Cependant, pour établir une sorte de tolérance de l'estomac pour les instruments dilatateurs, on entreprit, malgré l'indocilité du malade, une série d'expériences ayant pour

but d'apprécier, par la main introduite dans l'estomac au-
dessous de la face diaphragmatique du péricarde, les chan-
gements de position du cœur, pendant son passage de l'état
systolique à l'état diastolique. Pendant l'une de ces inté-
ressantes recherches, le doigt, en glissant, rencontra l'olive
d'une sonde introduite par la bouche, mais il en était sé-
paré par une épaisse couche de parties molles. Il aurait
été facile de l'inciser, mais on se garda bien de le faire, vu
le dangereux voisinage des gros vaisseaux. On préféra obtenir sa mortification, en comprimant cette cloison entre
l'olive de la sonde et les branches d'un entérotome de Dupuytren ou les mors d'un clamp (Klammer). Et comme il
n'était pas nécessaire que pendant tout ce temps la sonde
entière séjournât dans l'œsophage, on en fit construire une
autre dont l'olive pût être rendue libre à l'aide d'une vis.

Ces manœuvres amenèrent peu à peu le ramollissement
de la cloison en question, et bientôt une sonde métallique
introduite par la bouche vint se montrer au niveau de la
fistule gastrique.

Un cylindre d'éponge préparée (Presschwamm) portant
un fort fil à chacune de ses extrémités fut introduit dans le
rétrécissement à l'aide de la sonde; le fil inférieur devant
servir à retirer l'éponge par la fistule. On put quelque
temps après passer par la bouche, dans l'estomac, une sonde
de 10 millimètres de diamètre.

On rétablit de la sorte, le 25 avril, trois mois après l'o-
pération, la voie normale de l'alimentation. Le rétrécissement fut dilaté consécutivement par le cathétérisme répété
plusieurs fois par jour et par l'introduction d'éponge préparée tous les deux jours. A l'aide de cylindres de laminaria, on obtient une empreinte parfaite du rétrécissement qui mesure 4 centimètres de long. Vers la mi-mai on
put passer une sonde de 25 millimètres de diamètre, après
l'emploi des sondes dilatatrices de Chelius.

Bientôt le malade apprend à se sonder, et le 21 mai on

procède à la fermeture de la fistule. L'estomac détaché de la cicatrice qui entoure la fistule est suturé, et ensuite abandonné dans la cavité abdominale; les bords cutanés de la fistule sont avivés et réunis, et le malade soumis à une diète rigoureuse pendant les premiers jours. Le cathétérisme œsophagien, interrompu pendant cinq jours, fut repris de nouveau, et bientôt on put passer dans l'estomac un gros tube en caoutchouc avec la plus grande facilité.

OBS. XL. — *Rétrécissement de l'œsophage par compression. Gastrostomie. Guérison. Mort de tuberculose 55 jours après l'ouverture de l'estomac* (1). — Homme de 42 ans, a une pneumonie en 1879 et tousse depuis. Pendant l'été de 1882, grande difficulté pour avaler, qui l'empêche de s'alimenter d'une manière suffisante. Le cathétérisme de l'œsophage révèle un rétrécissement vers le milieu de ce conduit, cependant la sonde passe assez facilement; la déglutition paraît s'améliorer par le cathétérisme. Au printemps suivant (1883), on trouve le malade dans un état désespéré; amaigri au plus haut point, il lui est impossible d'avaler quoi que ce soit, et outre cela il est presque continuellement tourmenté par une toux spasmodique. La sonde s'arrête vers le milieu de la région thoracique, et *on constate à ce moment que de l'air s'échappe par son orifice supérieur comme si elle se fût trouvée dans la trachée*; une bougie placée à ce niveau est éteinte.

On conclut donc à une dégénérescence cancéreuse ayant rétréci l'œsophage et établi une communication entre ce conduit et la trachée.

Comme, depuis trois semaines, le malade n'était alimenté qu'à l'aide de lavements nutritifs, on se décide à pratiquer une fistule stomacale.

(1) Patzelt. Ein Fall von Gastrotomie. In Wien. med. Woch., 1883, n° 40, p. 1362.

— 124 —

Gastrostomie le 10 *mars* 1883. — Chloroforme, antisepsie. Incision transversale de 5 cent., allant de la ligne blanche au point d'insertion de la 9ᵉ côte. Après hémostase complète, on divise le péritoine sur la sonde cannelée et on aperçoit immédiatement la paroi antérieure de l'estomac. On fixe celle-ci à l'aide de 14 points de suture en soie, comprenant les tuniques musculaire et séreuse de l'estomac, le péritoine pariétal, une partie de l'épaisseur (1 cent. environ) des muscles abdominaux et enfin la peau. Quatre jours après on ouvre l'estomac par une incision de 1 c. 1/2 on y introduit un tube à drainage de 3/4 de cent. de diamètre par lequel on injecte du lait chaud. On continue les lavements alimentaires.

Les premiers quatorze jours s'écoulent sans réaction fébrile. Sauf quelques érosions autour de la plaie, l'état local est satisfaisant. Alimentation avec œufs, lait et viande hachée.

Au bout de ce temps la fièvre s'allume, la température atteint 38-39°. Le côté gauche du thorax est le siège d'une douleur lancinante et on y entend, dans toute son étendue, du souffle bronchique. Crachats fétides. Le malade s'affaiblit de plus en plus et meurt le 7 juin 1883.

A l'autopsie, on trouve les ganglions bronchiques augmentés de volume; d'un bleu noirâtre, ils ont le volume d'un œuf de pigeon et contiennent une masse pulpeuse d'un noir sale. Les débris de plusieurs d'entre eux constituent une espèce de cavité anfractueuse et ulcérée de 3 cent. de long et dans laquelle viennent s'ouvrir l'œsophage et la bronche gauche. Celle-ci communique avec une cavité de la grosseur du poing, situé entre les deux feuillets pleuraux et contenant du pus et du mucus. Dans le poumon droit deux petites cavernes. L'estomac paraît amoindri, la fistule se trouve à 3 cent. de la petite courbure, et si solidement attachée à la paroi abdominale que la séparation n'est possible qu'à l'aide du scalpel. Les autres organes sont sains.

Obs. XLI. — *Rétrécissement de l'œsophage par compression, gastrotomie. Mort 8 jours après de congestion passive du poumon(1).*

Obs. XLII. — *Rétrécissement cicatriciel de l'œsophage, gastrostomie. Mort de pneumonie 6 jours après(2.* — Homme de 39 ans, boit par mégarde un an auparavant un petit verre de lessive de soude. Vomissements violents teintés de sang immédiatement après, et plus tard dysphagie, traitée avec succès par la dilatation. Pendant six mois il peut avaler avec facilité toute espèce de nourriture, mais au bout de ce temps, la dysphagie augmente et pendant les dernières semaines qui précèdent l'opération, le malade ne peut prendre que du lait.

La sonde œsophagienne, n° 18 (fil. Charrière) est arrêtée d'abord au niveau du cricoïde, puis au niveau du cardia (à 37 cent.). Ce dernier obstacle est absolument infranchissable.

Le malade est très amaigri et souffre beaucoup de la faim. Lavements de vin de Porto.

Gastrostomie le 27 avril 1883. — Incision de 6 cent. parallèle au rebord costal gauche et à un travers de doigt et demi de ce rebord, l'extrémité inférieure de l'incision se trouve au niveau de l'ombilic. On divise le péritoine dans une étendue de 4 cent. et on fixe la paroi antérieure de l'estomac à la paroi abdominale à l'aide de 8 points de suture. On ouvre immédiatement l'estomac, à cause de l'état d'émaciation extrême du malade et on y introduit un drain

(1) Pinto. Am. Journ. med. Sc., juillet 1884, p. 68.
(2) Nicolaysen. Norsk Mag. f. Laegevid, XIV, B., 6° H., 1884, juin, p. 358.

de la grosseur du petit doigt, ce dernier est fermé à l'aide
d'un bouchon.

Pansement avec la gaze iodoformée.

Dès le lendemain, on injecte dans l'estomac, toutes les
trois heures, 125 gr. de jus de viande et 250 gr. de lait, et
on donne trois fois par jour des lavements avec deux cuil-
lerées à bouche de cognac.

La plaie a bon aspect, le pouls est bon et la température
normale.

Le 3 mai, cinq jours après l'opération, le malade est pris
de toux, sans expectoration; l'examen complet de la poitrine ne peut être fait à cause de la plaie. Teinte ictérique
des conjonctives, pouls faible et fréquent, langue sèche.
Le malade tombe de plus en plus dans le collapsus et meurt
le 4 mai à trois heures du matin.

A l'autopsie. — Hépatisation rouge du tiers inférieur
du poumon droit. L'œsophage présente au niveau de la
bifurcation de la trachée un décollement de la muqueuse,
cette dernière est considérablement épaissie au-dessous.

La fistule stomacale siège à 8-10 cent. à gauche du pylore,
à égale distance des deux courbures.

Obs. XLIII. — *Rétrécissement du cardia, dilatation de
l'œsophage, gastrostomie, guérison* (1). — Homme de 25 ans,
soigné en décembre 1882, pour une dyspepsie alcoolique,
est pris au commencement d'avril 1883, de douleurs occupant toute la région épigastrique, se réveillant chaque jour
immédiatement après le repas, pour persister tant qu'un
vomissement n'avait pas débarrassé l'estomac de son contenu.

A son entrée à l'hôpital cantonal de Lausanne (17 avril
1883), il est maigre, cyanosé, vomissant dès qu'il avait pris

(1) De Cérenville. Rev. med. Suisse Romande, Genève, 1884,
t. IV, p. 5, janvier.

un aliment; les yeux enfoncés, la voix éteinte, cet homme avait tout l'aspect d'un cholérique.

Cet état persista, malgré tous les traitements, en s'aggravant.

Temp., 35°8.

En présence de cette aggravation générale inquiétante, M. de Cérenville songe à l'alimentation artificielle; mais quel n'est pas son étonnement lorsqu'il constate, à environ 39 centim. de l'arcade dentaire, un obstacle absolument infranchissable. Un liquide brunâtre s'écoule par la sonde; celui-ci filtré, est trouvé dénué de propriétés digestives à l'égard de l'albumine; il ne provenait donc pas de l'estomac.

Le rétrécissement n'étant ni cancéreux, ni syphilitique, ni cicatriciel, on pense à une *induration annulaire non cancéreuse*, décrite par Rokitansky. Pour M. de Cérenville, le rétrécissement était dû à la succession des accidents suivants : dyspepsie, épaississement de la muqueuse du cardia sous l'influence d'un excès d'acide, occlusion graduelle de cet orifice; dilatation de l'œsophage au-dessus du rétrécissement, et enfin entretien de l'irritation du cardia par le contenu altéré de cette dilatation.

L'état du malade empirait; il fallait remédier au danger imminent qui le menaçait.

Gastrostomie, le 5 mai 1883, par le D' Dupont. — Chloroforme. Précautions antiseptiques. Incision de 5 cent. sous les fausses côtes gauches et parallèle à ces dernières. Après l'ouverture du péritoine, on saisit l'estomac, très rétracté, avec des pinces et on l'attire dans la plaie; on pose une vingtaine de sutures au catgut et de sutures métalliques, comprenant les parois de l'estomac, le péritoine et les téguments, et on recouvre la plaie à l'aide d'un pansement de Lister. Deux jours après, on ouvre l'estomac et on y verse, à l'aide d'un entonnoir, un 1/8 de litre de bouillon.

Les sutures sont enlevées l' huitième jour, et à partir de ce moment le malade est ... arri journellement avec 12 décilitres de lait, 6 décilitres de bouillon, 2 œufs et 100 gr. de viande crue.

Pendant les trois premières semaines, l'occlusion de la fistule fut obtenue au moyen d'un tampon d'ouate envi . loppé d'un tissu imperméable et maintenu par un bandage.

M. de Cérenville, après avoir essayé plusieurs appareils pour fermer la fistule, et entre autres une canule gastrique construite sur le modèle de celle qui est employée chez les chiens, fut forcé de revenir à son premier appareil.

Toutes les tentatives pour dilater le rétrécissement, soit de haut en bas, soit de bas en haut, demeurent sans effet.

Actuellement (janvier 1884), le malade, bien portant, est concierge chez M. Herzen, professeur de physiologie, auquel il sert de sujet d'expérimentation (1).

Obs. XLIV. — *Rétrécissement fibreux de l'œsophage. Gastrostomie. Guérison* (2). — Femme de 43 ans, a de la dysphagie et des vomissements après les repas. Depuis cinq mois elle est incapable d'avaler des aliments solides. Il y a un mois, difficulté pour avaler les liquides et amaigrissement considérable.

Le cathéter n° 12 s'arrête à 11 pouces de l'arcade dentaire.

La malade est nourrie pendant plusieurs jours avec les *biftecks suppositoires peptonisés* de Martindale.

Gastrostomie, le 10 mai 1883. — Précautions antiseptiques, anesthésie avec le bichlorure de méthyle. Méthode

(1) Voy. Rev. med. Suisse Rom. Loc. cit., p. 12.

(2) Thomas Whitehead-Reid. The Lancet, 3 nov. 1883, t. II, p. 772.

de Howse. La portion d'estomac saisie, appartient à la petite courbure, juste au-dessous de l'œsophage.

Pansement antiseptique. Légère élévation de la température. Quelques vomissements dus à l'anesthésie.

Cinq jours après, on incise l'estomac et on y introduit un cathéter n° 12, par lequel on injecte du bouillon peptonisé.

Neuf jours après l'ouverture de l'estomac, la malade avait gagné 2 livres.

Elle quitte l'hôpital le 3 août 1883, et six mois après elle était toujours bien portante.

Obs. XLV. — Gastrostomie pour un rétrécissement cicatriciel de l'œsophage. Mort au quatrième jour(1). — Homme de 35 ans, avale, deux mois avant l'opération, de l'acide chlorhydrique et a consécutivement un rétrécissement de l'œsophage. Quelques jours après sa tentative de suicide, il rend un tube muqueux œsophagien long de 12 centim.

Le malade maigrit de 70 livres en deux mois. On peut tout d'abord passer une bougie de baleine à travers le rétrécissement, mais bientôt ce dernier devient infranchissable. Signes nets de caverne pulmonaire.

Gastrostomie, le 21 août 1883. — Antisepsie. Chloroformisation difficile à cause d'une grande tendance à l'asphyxie. L'opération se fit sans difficulté. Incision latérale au devant des fausses côtes gauches ne dépassant pas en bas la huitième. Fixation de l'estomac à la paroi abdominale par dix-sept points de suture en crin de Florence, passés à l'aide d'une aiguille de Reverdin. Ouverture immédiate de ce viscère et introduction d'une sonde en caoutchouc rouge. Deux heures après l'opération, on y injecte du grog et autres boissons, qui le soulagent beaucoup.

(1) J. Lucas-Championnière. Bull. et Mém. Soc. chir., t. IX, N. S., 1883, p. 748.

Malgré un état local des plus satisfaisants, le malade tousse et crache beaucoup ; il est très oppressé et meurt le quatrième jour.

Autopsie. — L'œsophage est rétréci dans toute sa longueur. En un point situé au-dessus de la deuxième vertèbre dorsale, une ulcération pénètre dans une poche qui s'étend autour de l'œsophage et communique dans le poumon droit avec une vaste cavité contenant du pus et des matières alimentaires. Cette cavité communique aussi avec la bronche. Pas de lésions tuberculeuses dans les poumons. La bouche stomacale est très rapprochée du pylore, quoique l'incision ait été faite sous les fausses côtes gauches.

Obs. XLVI. — *Rétrécissement fibreux de l'œsophage. Gastrostomie. Mort subitement trois semaines après (1).* — Homme de 48 ans, a depuis huit mois des troubles dyspeptiques ; il a énormément maigri. Dysphagie légère au début, augmentée peu à peu. Le médecin de l'hôpital diagnostique un cancer de l'œsophage. Le cathétérisme de l'œsophage, possible au moment de l'entrée (juillet 1883), devient de plus en plus difficile et puis tout à fait impossible.

Le malade s'affaiblit de jour en jour et les lavements nutritifs ne sont pas gardés.

Gastrostomie, août 1883. — Incision de 3 pouces à un travers de doigt du rebord costal gauche et à partir d'un point situé au-dessous et un peu à gauche de l'appendice xiphoïde. L'estomac est atteint sans difficulté et fixé à la paroi abdominale par un cercle de sutures métalliques. Quatre jours après, on ouvre l'estomac, et on a quelque difficulté à introduire une sonde dans l'ouverture, qui est très petite.

(1) John Fagane. Brit. Med. Journ., 4 n° 1, p. 648.

Quelques jours après, on constate que les adhérences entre l'estomac et les bords de la plaie sont parfaitement établis, sauf cependant au niveau de l'angle supérieur.

Mort subitement, trois semaines après l'opération.

Pas d'autopsie.—Cependant, Fagane est convaincu qu'on avait affaire à un rétrécissement fibreux. Quant à la mort, il l'attribue au collapsus déterminé par le passage de quelques gouttes de liquide dans la cavité péritonéale.

Obs. XLVII. — *Rétrécissement cicatriciel de l'œsophage. Gastrostomie. Œsophagostomie. Guérison* (1). — Femme de 27 ans, a un rétrécissement cicatriciel infranchissable, siégeant à la partie supérieure du cou.

Gastrostomie, le 2 octobre 1883. — Opération en deux temps, à huit jours d'intervalle.

Le 16 novembre 1883, on pratique une œsophagotomie externe, dans le but de dilater le rétrécissement par la fistule œsophagienne.

Guérison. Le poids de la malade augmenta de 33 livres en peu de temps.

Obs. XLVIII. — *Gastrostomie pour un rétrécissement de l'œsophage. Mort après l'opération*(2). — Homme de 60 ans, sans antécédents héréditaires, mais manifestement alcoolique, avale difficilement depuis trois mois. Depuis deux mois, la dysphagie augmentant, il ne peut plus avaler d'aliments solides ; cependant, il est des moments où la déglutition est possible. Parfois, tout ce qu'il tâche d'avaler revient par régurgitation.

Le plus petit numéro des olives ne peut franchir le rétrécissement, qui siège au-dessus du cardia, et dès qu'on re-

(1) Schedo. In Vitringa. Loc. cit., p. 164.

(2) Demons. In « De la gastrostomie », par Dausse. Thèse de Bordeaux, 1884, p. 103.

tire la sonde, le malade rejette un flot de liquide vert, fétide, semblable au liquide rejeté par les malades atteints de bronchectasie et qui semble venir d'une poche siégeant au-dessus du rétrécissement.

L'auscultation de la poitrine révèle des râles crépitants et du frottement pleural à droite. Lavements peptonisés.

Après quelques hésitations, vu les accidents pulmonaires, on se décide à intervenir.

Gastrostomie, le 26 octobre 1883. — T. 38°. P. 124, faible. Signes de cyanose, gêne respiratoire.

Incision de Labbé. On tombe sur le côlon transverse, qu'on abaisse légèrement et on trouve au-dessus l'estomac. Ce dernier est saisi et fixé à la paroi abdominale par quinze fils de soie très fins. L'affrontement des deux feuillets péritonéaux est exactement pratiqué. On ouvre l'estomac et on y introduit une sonde en caoutchouc rouge par laquelle on injecte du rhum et du lait.

Le malade se réveille dans un état de faiblesse extrême. Syncope et mort.

Autopsie. — Rétrécissement fibreux au niveau du cardia. La fistule gastrique était située sur la face antérieure de l'estomac, au niveau de la grande courbure. Le poumon droit tout entier était à l'état d'hépatisation.

Obs. XLXIX.— *Rétrécissement cicatriciel de l'œsophage. Gastrostomie. Traitement du rétrécissement par l'électrolyse*(1). — Jeune fille de 14 ans, avale de la potasse caustique et a consécutivement un rétrécissement d'abord perméable aux liquides, et bientôt absolument infranchissable. La sonde s'arrête à 17 centimètres de l'arcade dentaire, à peu près au niveau du cartilage cricoïde. Caverne au sommet

(1) Hjort. In Norsk Mag. f. Laegevid, XIV B., 7 H., 1884, p. 96, (15 juillet). Centralbl. f. ch., 1884, n° 46, p. 707.

du poumon droit et toux avec expectoration fétide. La malade est très amaigrie, a beaucoup perdu de ses forces ; elle a pu néanmoins faire à pied le trajet de chez elle à l'hôpital, 3750 mètres environ. Depuis deux jours, elle n'a rien pris.

Gastrostomie le 20 décembre 1883. — On n'ouvre l'estomac que trois jours après. Pansement avec la gaze iodoformée, ouate et bandage. Deux jours après l'opération la malade peut avaler un peu de lait et la déglutition s'améliore ensuite de jour en jour.

Huit jours après l'opération, on constate que les bords de la plaie sont digérés par le suc gastrique qui s'écoule par la fistule, surtout lorsque la malade boit. Un enduit gélatineux d'un blanc jaunâtre recouvre les environs de la fistule ; on l'enlève et on saupoudre la plaie avec du sous-nitrate de bismuth ; on applique par-dessus une éponge qui entoure le tube à drainage ; ce dernier est obturé à l'aide d'un bouchon.

20 février. On essaye sans succès de passer une sonde par l'œsophage.

Le 24. Hjort introduit par la fistule une sonde n° 17 (Charrière), mais celle-ci r.   comme enclavée au niveau du rétrécissement.

Hjort pense alors à employer l'electrolyse, encouragé d'ailleurs par les succès obtenus dans les rétrécissements de l'urèthre par cette méthode de traitement.

15 mars. On introduit dans l'œsophage à travers la fistule une sonde œsophagienne (n° 13 Charr.) ayant en guise de mandrin un fil de cuivre terminé à sa partie supérieure par une olive du même métal ; on attache le pôle négatif à l'extrémité inférieure du fil, et le pôle positif à une éponge qu'on place au niveau de la partie droite du cou. On emploie d'abord 5 éléments pendant dix minutes puis 10 éléments pendant une heure et demie. La sonde avance au bout de ce temps et des efforts de vomissements indiquent

son apparition au niveau du pharynx. On sent nettement les pulsations imprimées à la sonde par l'artère carotide.

La longueur du rétrécissement est d'environ 3 cent. La malade peut avaler toute sorte d'aliments sauf de la viande; leur passage à travers le rétrécissement provoque un peu de douleur.

Le 26. Le n° 17 Charrière est arrêté au niveau du rétrécissement.

Le 28. On introduit de nouveau la sonde électrique n° 13 et on emploie pendant les vingt-deux premières minutes 10 éléments, puis 15 éléments pendant cinq minutes et demie.

Deux jours après, la malade peut avaler sans douleur tous les aliments, et la déglutition s'améliore tellement par ce moyen que son poids augmente de 15 kilogs en très peu de temps.

24 avril. On peut introduire facilement la sonde n° 25 par la fistule et le n° 19 par la bouche.

6 mai. On passe le n° 27 par en haut et un mois après on ferme la fistule. (*Centralblatt, loc. cit.*)

Obs. L. — *Rétrécissement cicatriciel de l'œsophage; tentative infructueuse d'œsophagostomie combinée. Gastrostomie. Mort de péritonite le neuvième jour* (1). — Petit garçon de 13 ans, entre le 14 février 1884 à Rooswell-Hospital. Six semaines auparavant, il avait été plongé dans une cuve contenant une solution de soude caustique. Des lésions graves s'ensuivirent et entre autres, des nombreuses ulcérations de la peau, la perte des deux yeux et un rétrécissement de l'œsophage.

Au moment de l'entrée, il est pâle et maigre ; le cathétérisme révèle vers le milieu du sternum un rétrécissement absolument infranchissable. Le lendemain on arrive cepen-

(1) Sands. New-York Med. Journ., t. XXXIX, p. 534, 1884.

dant à passer une bougie filiforme en baleine, mais la dilatation, essayée soigneusement pendant quatre semaines, reste sans succès.

18 mars. On fait une œsophagostomie dans le but de passer par la fistule cervicale les deux bouts d'une sonde en caoutchouc rouge, l'un dans la bouche et l'autre dans l'estomac (1). Tous les efforts pour passer ce dernier dans le rétrécissement qui siège à trois pouces de la dépression sus-sternale restent sans effet. Fixation de l'œsophage aux bords de la plaie. Pansement antiseptique. Lavements alimentaires pendant trois jours.

Gastrostomie le 21 mars 1884. — Incision de 1 pouce 1/2 parallèle au bord inférieur gauche du thorax et à un travers de doigt au-dessous.

On fixe l'estomac à la paroi abdominale par 13 sutures entrecoupées en soie et comprenant toute l'épaisseur de la paroi abdominale et les deux tuniques antérieures de l'estomac, sans intéresser la muqueuse. Pansement antiseptique. Lavage de la plaie avec la solution de sublimé au 2000°.

Le malade n'étant pas très affaibli, on remet à quelques jours l'ouverture de l'estomac. Lavements nutritifs (extrait de bœuf de Leube) avec une cuillerée à soupe d'eau-de-vie, toutes les quatre ou six heures.

Trois jours après, on ouvre l'estomac à l'aide d'un ténotome, celui-ci glisse d'abord entre les tuniques de l'estomac et pénètre enfin dans sa cavité. On y introduit une sonde en caoutchouc n° 10 F., qui remplit parfaitement l'ouverture, et prévient par cela même l'écoulement des liquides gastriques.

La plaie du cou a un aspect grisâtre, gangreneux, la plaie abdominale, au contraire, se trouve dans d'excellentes conditions.

(1) Œsophagotomie combinée.

27 mars. La plaie abdominale a un mauvais aspect. Les bourgeons charnus baignent dans les fluides qui s'échappent de l'estomac autour du tube. On introduit dans l'estomac un tube n° 19 F. Pansement avec la gaze iodoformée. On injecte dans l'estomac des œufs et du lait.

Le 30. Le malade est de plus en plus faible, grande douleur dans l'abdomen et symptômes de péritonite depuis deux jours. Mort à 11 heures 55 du matin.

A l'autopsie. — On trouve un rétrécissement de 8 mill. de long, siégeant au point indiqué pendant la vie. Les parois de l'œsophage ont à ce niveau une épaisseur de 4 millimètres.

Toute la muqueuse de l'œsophage est pâle, blanchâtre, épaissie, opaque et adhérente. Une bougie de 3 millimètres de diamètre passe facilement à travers le rétrécissement; au-dessous de celui-ci la muqueuse est un peu rugueuse, abrasée; lésion produite probablement par les instruments dilatateurs. Il n'y a pas de fausse route, et les tissus avoisinant l'œsophage sont sains. Un peu de fluide séro-purulent dans la cavité abdominale, les anses de l'intestin grêle sont décolées les unes aux autres par de la lymphe récente. Les adhérences entre la fistule gastrique et la paroi abdominale paraissent solides et les traces de péritonite sont plus marquées à ce niveau. Le point ouvert est à 6 centimètres du pylore. Les sutures n'avaient pas intéressé la muqueuse.

Obs. LI. — *Rétrécissement fibreux de l'œsophage. Gastrostomie. Mort trente-six heures après l'opération (1).* — Homme de 47 ans, souffre depuis un an d'une dysphagie ayant augmenté progressivement. Antécédents héréditaires et personnels bons. Au moment de son entrée à l'hôpital (février 1884), il est très émacié, la température est au-dessous de la normale et aucun instrument ne peut franc-

(1) John Fagane. Loc. cit., p. 648.

chir le rétrécissement, qui siège au niveau de la portion cardiaque de l'œsophage. Les lavements alimentaires ne sont pas gardés. On propose la gastrostomie au malade qui la refuse; mais bientôt souffrant de la faim et surtout de la soif, il demande à être opéré le plus tôt possible.

Gastrostomie, en mars 1884. — Incision comme la première fois. L'estomac est saisi sans difficulté. On se propose de le fixer suivant le procédé de Howse; mais comme le malade est dans le collapsus et que ce procédé est fatigant et très long, on se contente d'une seule couronne de suture. Dix-huit heures après l'opération, le malade étant toujours dans le collapsus, on ouvre l'estomac et on y injecte des aliments et des stimulants. Malgré tout ce qu'on peut faire, le malade meurt trente-six heures après l'opération.

A l'autopsie on trouve un rétrécissement fibreux siégeant au niveau de la portion cardiaque de l'œsophage; l'estomac et la paroi abdominale sont bien en contact, mais il existe à peine quelques adhérences entre les deux surfaces péritonéales.

Obs. LII. — *Rétrécissement de l'œsophage probablement syphilitique. Gastrostomie. Guérison* (1). — Femme de 51 ans, entre à l'hôpital pour une dysphagie extrêmement intense. Pas d'antécédents héréditaires. Il y a quelques années, elle aurait eu des maux de gorge, une éruption sur la peau et une alopécie abondante. La déglutition des liquides seule possible depuis trois semaines, devient bientôt très pénible, et ceux-ci à peine avalés sont rejetés presque immédiatement. Actuellement la malade est très amaigrie, extrêmement pâle, se plaint d'une douleur siégeant du côté gauche du sternum et d'une grande soif. La sonde s'arrête à 12-13 pouces de l'arcade dentaire; lave-

(1) Mac-Namara. The Lancet, vol. II, p. 182, 2 août 1884.

ments nutritifs. Les tentatives ultérieures pour franchir le rétrécissement restent infructueuses.

Gastrostomie le 14 mai 1881. — Spray phéniqué pendant deux heures avant l'opération, et autres précautions antiseptiques. Anesthésie.

Incision curviligne à convexité interne de 3 pouces de long, près du rebord costal gauche et parallèle à ce rebord commençant à 1 pouce 1/2 de l'appendice xiphoïde. Incision du péritoine aussi longue que celle de la peau, on aperçoit, dans la plaie une portion du gros intestin et l'épiploon. M. Mac-Namara prolonge son incision par en haut de 3/4 de pouce et aperçoit le lobe gauche du foie, à sa gauche se trouve l'estomac. On le saisit et on le maintient à l'aide d'un fil d'argent qui traverse sa paroi antérieure et qui est fixé de chaque côté de la plaie. L'estomac ainsi maintenu est suturé aux bords de la plaie abdominale, après adossement des feuillets péritonéaux, par un cercle de sutures en soie, et pour empêcher tout tiraillement de la partie suturée, on la fixe ensuite par une broche à bec de lièvre, qui la traverse de part en part.

La plaie fut pansée à la vaseline et recouverte d'un large emplâtre de Gamgee.

Le lendemain soif intense, langue sèche, pouls 64, température 98°.

Le 17 mai on retire le fil d'argent, la plaie a bon aspect, la malade accuse une grande douleur dans l'abdomen ; celui-ci est souple, non météorisé pouls 65, température 98°.

Sept jours après l'opération on ouvre l'estomac à l'aide d'un couteau à cataracte de de Græfe ; l'incision est à peine assez large pour permettre l'introduction d'un cathéter n° 8. Injection d'une once et demie de thé de bœuf et d'une cuillerée d'eau-de-vie. On continue les lavements alimentaires. Soif toujours intense.

Quinze jours après l'opération, on retire la broche, et, dans les cinq jours qui suivirent, l'estomac, se rétractant, se trouva de beaucoup au-dessous du niveau de la plaie abdominale.

Les lavements alimentaires furent discontinués graduellement, et l'alimentation par l'estomac consista en œufs, thé de bœuf, peptone de Carnick et arrowroot, injectés toutes les quatre heures, et 4 onces chaque fois.

Le 14 juin la malade commence à se lever, et, le 21, fait quelques tentatives pour avaler un peu de liquide; mais celles-ci sont très pénibles et inévitablement suivies de régurgitation.

L'injection des aliments dans l'estomac ne produit aucune douleur.

Obs. LIII. — *Rétrécissement inflammatoire de l'œsophage gastrostomie. Mort d'épuisement vingt-six heures après l'opération.* — Basse (Alexandrine), âgée de 33 ans, femme de ménage, entre, le 4 octobre 1884, à l'hôpital Saint-Louis, dans le service de M. Prengrueber, suppléant de M. Péan.

Le 9 septembre. la malade avale, par mégarde, un verre de *moréïne.* Sensation de brûlure depuis la bouche jusqu'à l'épigastre et deux jours après elle rend des *peaux blanchâtres.* Déglutition pénible.

Quelques jours après, les phénomènes disparurent complètement et la malade pouvait avaler des aliments solides.

Le 22 septembre, treize jours après l'accident, survint tout à coup une impossibilité complète d'avaler aucun aliment solide ou liquide; les boissons, une fois dégluties, remontent presque aussitôt sans aucun effort de vomissements, et sont rendues par régurgitation.

D'ailleurs la malade ne les sent pas descendre jusque dans l'estomac.

____

(1) Observation inédite, recueillie par M. Jouliard, interne du service.

Un médecin, appelé aussitôt, pratiqua immédiatement le cathétérisme de l'œsophage avec une sonde en gomme, d'un calibre un peu inférieur à celui du petit doigt. Mais les boissons n'en continuent pas moins à être rendues en totalité, et la malade se décide à entrer à l'hôpital.

Nous la trouvons considérablement amaigrie, elle n'a rien mangé depuis douze jours. Elle est inquiète, agitée, nerveuse. Elle a faim, mais n'accuse pas la sensation de la soif.

Un peu de refroidissement des extrémités, yeux excavés, pommettes un peu rouges.

Elle essaie de boire devant nous, à plusieurs reprises, quelques gorgées de lait, mais elle rend tout par régurgitation, au bout de quelques secondes.

Une sonde œsophagienne n° 26 (fil. Charrière) est introduite facilement jusqu'à 38 centimètres de profondeur, à partir des arcades dentaires ; arrivée là, elle rencontre un obstacle absolument infranchissable, et les sondes de plus petit calibre sont arrêtées au même niveau. Une injection de lait dans la sonde reflue immédiatement dans la bouche au pourtour de la sonde.

On donne à la malade trois lavements de peptone par jour, et l'on essaye tous les jours, mais sans succès, de franchir le rétrécissement. On n'arrive même pas à faire pénétrer dans l'estomac une sonde à bout olivaire très peu volumineuse.

L'état de la malade devient de plus en plus grave.

Le 9, apparition subite de la sensation de la soif. L'anxiété de la malade devient extrême.

Le 10. On se décide à faire la gastrostomie.

Immédiatement avant l'opération, la température axillaire est de 36°,7. le pouls est fréquent et filiforme, la faiblesse est extrême.

La malade étant soumise à la chloroformisation, et toutes les précautions antiseptiques étant prises, deux heures avant l'opération on fit fonctionner le pulvérisateur d'acide phénique dans la salle d'opération ; les instruments et les doigts de l'opérateur et des aides sont trempés dans une solution phéniquée à 1/10. M. Prengrueber procède à l'opération.

Une incision est faite à la région épigastrique dont l'extrémité inférieure correspond à la huitième côte, se prolongeant en haut et en dedans dans l'étendue de 5 à 6 centimètres, parallèle au rebord des fausses côtes gauches dont elle est éloignée d'un bon travers de doigt. La peau, le tissu cellulaire sous-cutané et le muscle droit sont successivement incisés, l'hémostase est faite aussi complètement que possible en pinçant au fur et à mesure toutes les artérioles qui donnent. Le fascia transversalis et le péritoine pariétal incisés sur la sonde cannelée, on aperçoit le bord cutané, mince et rougeâtre du foie, animé de mouvements transmis par ceux du diaphragme ; pendant qu'il remonte, c'est-à-dire pendant l'inspiration, il laisse à découvert au-dessous de lui un tissu blanc grisâtre, lisse, qui ne peut être qu'une partie de l'estomac. On saisit cette partie avec de longues pinces à griffes, on la tire hors de l'abdomen en la fixant dans cette position avec une longue aiguille à tête de verre qui l'embroche de part en part ; puis on suture cette portion de l'estomac à la paroi abdominale au moyen de 8 points de suture dont chacun comprend le péritoine pariétal, la paroi stomacale, et va ressortir de chaque côté à 1 centimètre environ de la plaie.

La plaie est rapprochée, et il n'existe plus, à son centre, qu'une ouverture occupée par la paroi antérieure de l'estomac ainsi suturée.

Une incision de 2 centim. est faite dans cette paroi dont l'épaisseur est près de 1 centimètre. Une sonde en caoutchouc est introduite par cette ouverture dans la cavité stomacale, et 20 grammes environ de lait, contenant de la poudre de viande, sont injectés dans la sonde, fixée à la paroi abdominale par une couche de collodion.

La malade vomit quelques matières jaunâtres immédia-tement après l'opération.

La plaie est lavée complètement avec une solution d'acide phénique au 20°, et recouverte d'un pansement de Lister, rigoureusement appliqué.

Deux heures après l'opération, la malade, toujours faible, n'éprouve aucune douleur. On injecte par la sonde stoma-cale 50 grammes de lait mélangé à de la poudre de viande.

L'amélioration produite par cette injection ne répond pas à l'espérance que l'on avait conçue ; la faiblesse, l'anxiéte de la malade, restent telles quelles, et elle présente de la dyspnée.

Le soir, la malade paraît reposer tranquillement. La nuit est bonne. Le lendemain matin à la visite, grande fai-blesse, mais pas de douleur dans l'abdomen. La plaie est belle, pas de rougeur ni de gonflement périphériques ; on injecte 50 grammes de lait et de poudre de viande.

La malade tombe aussitôt dans un affaissement qui va croissant et meurt à 2 heures et demie de l'après-midi.

L'autopsie ne put être faite complètement ; il fût possible cependant de constater l'état des organes abdominaux.

Aucune trace de péritonite, ni d'épanchement d'aucune sorte dans l'abdomen. L'estomac réduit au volume d'un poing d'adulte était caché sous les fausses côtes, ne présen-tant aucune trace de l'ouverture faite par le chirurgien. Cette ouverture portait exactement à la réunion de l'esto-mac et du duodénum, sur l'anneau pylorique. Quelques adhérences encore peu solides unissaient les bords de l'ou-verture au pourtour de la plaie abdominale.

Ainsi, quelque élevée qu'ait été l'incision abdominale (son extrémité inférieure correspondait à la 8° côte), elle était encore trop basse, en raison de la rétraction extrème de l'organe vers l'hypochondre gauche.

Ons. LIV. — *Retrécissement cicatriciel de l'œsophage, gastrostomie, guérison (1).* — Il s'agit d'un jeune homme qui, par mégarde, avait avalé de la potasse caustique. Après la guérison de là plaie produite par cet agent, le passage des aliments devint de plus en plus difficile, et, finalement, ils cessèrent complètement de passer. C'est dans cet état que M. Terrillon vit le malade. Depuis trois jours il n'avait pris aucune espèce d'aliment ; le cathétérisme fut essayé à l'aide de tous les instruments dont on se sert en pareille circonstance, aucun d'eux n'avait pu passer. L'émaciation du malade était excessive, sa température était au-dessous de 36°. L'opération fut alors proposée et acceptée.

L'incision de la paroi abdominale fut faite suivant les règles indiquées par M. Labbé. La recherche de l'estomac présente quelques difficultés. Non seulement, en effet, cet organe avait considérablement diminué de volume, mais encore il était complètement recouvert par le foie, qu'il fallut soulever pour le découvrir.

Malgré cette difficulté l'estomac put être saisi, fixé à la paroi abdominale et ouvert. Trois heures après l'opération l'on put commencer à alimenter le malade.

Les suites opératoires furent des plus simples et la guérison ne tarda pas à être complète. L'alimentation du malade se fit alors sans encombre et très rapidement, son poids s'accrut dans une proportion notable.

Chose remarquable, environ un mois après l'opération, le rétrécissement jusque-là infranchissable put être franchi. Il fut aisé d'y introduire une bougie filiforme.

(1) Terrillon. Sem. Méd., 1885, p. 81.—Bull. Ac. Méd., T. XIV, N. S., 1885, p. 405.

(Cette observation a été ajoutée après la soutenance de notre thèse.)

Nos	SEXE ET AGE	OPÉRATEUR ET DATE DE L'OPÉRATION.	NATURE ET SIÈGE DU RÉTRÉCISSEMENT.	DÉTAILS OPÉRATOIRES ET ACCIDENTS.	RÉSULTATS.	BIBLIOGRAPHIE.
1.	H. 4 ans et 4 m.	Coopper Forster, 12 mars 1859.	Rétréciss. cic. (KHO), partie moyenne de l'œsoph.	Incision de 2 pouces le long du muscle droit, commençant entre la 7e et la 8e côte.	Mort le 4e jour, de péritonite et d'épuisement.	Guy's Hospital Reports, 1859, 3e S. T. V, p. 1.
2.	H. 48 ans.	Bryant, 14 novembre 1866.	Rétr. syphilitique.	Incision oblique de 3 pouces, partant de la ligne semilunaire au-dessous des fausses côtes.	Mort de pneumonie tuberculeuse 130 h. après l'opér.	The Lancet, 7 juillet 1877, p. 9.
3.	H. 25 ans.	Maury, 25 juin 1869.	Rétr. syph. au n. du cardia.	Incision de 4 pouces depuis le 7e espace intercost. Fistule à 2 pouces du pylore.	Mort d'épuisement 14 h. après l'opér.	Americ. Journ. Med. Sc., 1870, T. LIX, p. 365.
4.	H. 13 ans.	Jouon, 20 mars 1872.	Rétr. cic. (SO³H²), un 1er rétrécissement au n. du cardia et un 2e au n. cercle osseux sup. du thorax.	Incision transversale de 25 m. à égale distance de l'ombilic et de l'appendice xiphoïde.	Mort de péritonite 53 h. après l'opér.	Journ. de méd. de l'Ouest, 1872, T. VI, p. 169.
5.	H. 56 ans.	Jackson, 21 décembre 1872.	Rétr. cic.? (bière en excès) à 8 p. 1/2 des incisives.	Incision de 3 pouces le long du muscle droit, à 1 pouce du rebord costal.	Mort de péritonite 56 h. après l'op.	Brit. Med. Journ., 24 mai 1873, p. 588.
6.	F. 25 ans.	Moeller, 1874. (Un mois après l'accident.)	Rétr. cic. (SO³H²) de l'œsophage et du pylore.	Anesthésie locale, incision cruciale.	Mort de choc (?) 25 heures après l'opérat., estom. altéré.	Ugeskr. f. Läger, R. 3, B. 16, p. 35.
7. V	H. 17 ans.	Verneuil, 26 juillet 1876.	Rétr. cic. (KHO) à 7 cent. de l'anneau cricoïdien.	Méthode de Verneuil.	Guérison. Meurt 16 mois après de phthisie.	Bull. de l'Acad. de méd., 1876, p. 1025.
8. V	H. 17 ans.	Schede (1e), 1876.	Rétr. cic. (SO³H²).	Fixation de la partie pylorique de l'estomac.	Mort après l'op., d'hémorrhagie.	Vitringa. Over gastrostomiën. T. de Doct., Groningen, 1884, in-8, p. 164.
9. V	H. 27 ans.	Schede (2o), 1876.	Id.	Quelques gouttes du contenu stomacal suintent à travers les piqûres.	Mort d'épuisement 2 j. 1/2 après.	Ibid.
10. V	F. 30 ans.	Snegirew, 9 janvier 1877.	Rétr. cic. (SO³H²).	Estomac fixé par 40 points de suture. L'opérat. dura trois heures.	Mort dans le collapsus, 30 h. après l'opér.	Protocol Soc. phys. méd. de Moscou, 1877, (un russe). Centrabl. f. Ch., 1879, p. 892.
11. V	H. 7 ans.	Trendelenburg, 28 mars 1877.	Rétr. cic. (SO³H²), au-dessus du cardia.	Méthode de Verneuil, malade nourri à l'aide d'un œsophage artificiel.	Guérison. Mort 5 ans après d'une carie du rocher.	Langenbeck's Arch., 1878, T. XXII, p. 227.
12. V	F. 15 ans.	Messenger-Bradley, 17 novembre 1877.	Rétr. cic. (NaHO), p. moyenne œsoph.	Incision de 4 pouces le long des fausses côtes, depuis la ligne semi-lunaire.	Guéri de l'op. Mort d'épuisement 28 j. après l'op., par altér. de l'estomac.	The Lancet, 2 nov. 1878, T. II, p. 621.
13. V	H. 23 ans.	Le Dentu, 3 janvier 1878.	Rétr. cic. (Az H³), à 20 cent. des incisives.	Méthode de Verneuil. Fistule à 4 cent. du pylore.	Mort de périton. le 3e j.	Traité de la gastrost. de Petit, 1879, in-8, p. 219.

Nota. — Les 6 premières opérations ont été faites sans antisepsie.

La lettre V indique que l'opération a été faite en un temps et avec les précautions antiseptiques ; la lettre H indique que l'opération a été faite en deux temps et toujours avec antisepsie.

N°°	SEXE et AGE	OPÉRATEUR et DATE de L'OPÉRATION.	NATURE et SIÈGE du RÉTRÉCISSEMENT.	DÉTAILS OPÉRATOIRES et ACCIDENTS.	RÉSULTATS.	BIBLIOGRAPHIE.
14. V	F. 37 ans.	Trendelenburg. 10 janvier 1878.	Rétr. cic. consécutif à la diphtérie. Rétr. sup. au n. du larynx. Rétr. inf. à 31 cent. des incis.	Méthode de Verneuil. Gangrène superficielle de la partie suturée.	Guérison. Mort 8 mois après d'affect. fébrile.	Ibid. Petit. loc. cit., p. 261.
15. H	H. 59 ans.	Langenbeck. 18 décembre 1878.	R. cic. (aliments trop chauds) au-dessus de la partie moy.	Incision de 10 cent. à 2 cent. de l'app. xyphoïde. Estomac ouvert le 5e jour.	Guérison. Mort 3 mois après.	Berl. Klin. Wochensch., 17 février 1879, p. 91.
16. H	F. 34 ans.	Davies-Colley. 22 mars 1879.	R. syph. au n. de l'extrémité sup. du sternum.	Méthode de Howse. Fistule fermée 9 mois après.	Guérison. Bien portante en août 1883.	Guy's Hosp. Rep., 1883-1884, p. 367.
17.	F. 66 ans.	Pye-Smith. 4 avril 1879.	R. cic. (Azll¹) au n. du cricoïde.	Incision près de la ligne semilunaire. Phlegmon de la paroi abd. de 3 m. de durée.	Guérison. Mort de pneumonie 18 m. 1/2 après.	Trans. Inter. Congr., London, 1881, p. 456.
18. H	F. 28 ans.	Howse. 1879.	R. cic. (HCL) à un demi-pouce du cricoïde.	Méthode de Howse. Fistule fermée 12 mois après l'op.	Guérison. Mort 3 ans après.	Americ. Journ. med. Sc., 1883, T. LXXXV, p. 437.
19. H	H. 54 ans.	Studsgaard. 28 avril 1879.	R. cic. (SO⁴H⁵) au niveau du cardia.	Incision de 5 cent. à 2 cent. de l'app. xyphoïde. Estomac ouvert 3 j. après.	Mort 13 jours après. Pleurésie, bronchite purulente. Inanition.	In Moeller. Gastrotomien af. Copenhague, 1980, in-8, p. 165.
20. H	Enfant 173 j.	Langenbuch. 29 mai 1879.	R. cic. (Azll¹), 2 rétréc.; l'inf. près du cardia est infranchissable.	Incision oblique partant de la ligne médiane et aboutissant au niveau de la 8e côte. Ouvert. de l'est. 14 j. après.	Guérison. Mort de pneumonie 210 jours après.	Perl. Klin. Wochensch, 25 avril 1881, T. VI, p. 124.
21. H	F. 7 ans.	Herff. 31 août 1879.	R. cic. (KHO) p. moyenne œsoph.	Méthode de Howse.	Guérison. Vivait encore 56 mois après l'opér.	Saint-Louis Courrier of. med. sc., déc. 1879. Centralbl. f. Ch., T. VII, p. 428.
22. V	H. 4 ans.	Tillmans. 11 octobre 1879.	R. cic. (SO⁴H⁵).	Estomac ouvert par une incision cruciale.	Mort de broncho-pneum. 4 jours après l'opér.	Berl. Klin. Wochens., 21 août 1882, p. 531.
23. V	H. 17 ans.	Weinlechner. 21 octobre 1879.	R. cic. (KHO).	Méthode de Verneuil. Fistule à 7 cent. du pylore.	Mort de péritonite purulente 30 h. après l'op.	Bericht der K. K. Krankenanstalt der Rudolfstiftung in Wien, 1880.
24. V	H. près de 2 a.	Van der Hoeven (1ᵉ). 5 février 1880.	Id.	»	Mort d'épuisement 7 jours après l'opér.	In Vitringa. Loc. cit. p. 55.
25. H	F. 22 ans.	Bryant. 3 août 1880.	R. cic. (SO⁴H⁵) au niv. du cricoïde.	Méthode de Howse.	Guérison. 40 mois après, tr. bien portante.	The Lancet, 9 avril 1881. T. I, p. 572.
26. V	H. 8 ans.	Staton. Fin octobre 1880.	R. cic. (caustique).	Incision de 2 pouces 1/2, commençant à un travers de doigt de la l. méd., aussi près que possible du stern.	Guérison. 6 mois après l'op., toujours bien portant.	The North. Carol. med. Journ., 1880, T. VI, p. 183. Gastrotomy or gastrostomy. Wetmington, in-8, 6 p.
27.	»	Satzenko.	R. non cancéreux.	»	Guérison.	Rapporté in London med. Rec., 1883, p. 82.
28. H	H. 8 ans.	Rupprecht. 19 mars 1881.	R. cic. (NaHO) au tiers infér. œsoph.	Anesthésie par morphine, chloral et chlorof. Incision de 6 cent. à partie de l'app. xyphoïde; on tombe sur l'op.	Guérison. Mort 7 mois après, du tuberculose pulmon.	Langenbeck's Archiv, T. XXIX, 1ᵉ cit., p. 178.

N°	SEXE et AGE	OPÉRATEUR et DATE de L'OPÉRATION.	NATURE et SIÈGE du RÉTRÉCISSEMENT.	DÉTAILS OPÉRATOIRES, et ACCIDENTS.	RÉSULTATS.	BIBLIOGRAPHIE.
29. V	F. 19 ans.	Thomas Jones. 14 mars 1881.	R. cic. $(Az\,O^2H)$ p. moyenne œsoph.	Inc. de 4 pouces à partir de l'app. xyph., à 1/2 pouce du reb. costal.	Guérison. 5 m. 1/2 après l'opér., touj. bien portante.	The Lancet, 7 janv. 1882, T. I, p. 14.
30. V	»	Stukowenkoff. Automne 1881.	R. cic. (caustique).	Gastrostomie en 1 temps.	Mort 5 jours après, d'épuisement.	Medicin K. Obosrenije, 1882. Centralbl. f. Ch., 1882, p. 454.
31. H	H. 11 ans 1/2.	Albert. 25 novembre 1881.	R. cic. KHO au niv. du cricoïde.	Œsophagostomie et gastrostomie. Estom. ouvert après quelques heures.	Guérison. 5 mois après, très bien portant.	In Maydl. Ueber Gastrostomie, Wien. med. Blätter, 1882, n° 17, p. 523.
32. H	H. 58 ans.	Bushnell. 24 février 1882.	R. syphilitique? un peu au-dessous du cricoïde.	Ouverture de l'estomac deux jours après; alimentation par ponct. capill.; décomposition putride du contenu stomacal.	Mort de broncho-pneum. 7 jours après.	New-York Journ., 19 juillet 1884.
33. V	H. 52 ans.	Tillaux. 16 mars 1882.	R. fibreux à 25 cent. des incisives.	Incision de Labbé. On tombe sur l'épiploon.	Mort volontairem. d'inanition 17 jours après.	Bull. et Mém. Soc. Ch. N.S., T.IX.1883, p.214.
34. H	F. 19 ans.	Albert. 24 avril 1882.	it. cic. (SO^4H^2) à 39 cent. des incis.	Estomac ouvert 2 jours après. Périt. pariétal réuni à séreuse viscérale par quelques points de suture; sutures fortement tiraillées; par estomac très rétracté.	Mort de péritonite le 3e j.	In Maydl. Loc. cit., n° 18, p. 552.
35. H	Enf. très jeune.	Langton. 24 juin 1882.	R. cic. (KHO).	Estomac ouvert 5 jours après introduction d'une canule trachéale.	Mort 12 jours après, d'épuisement.	Brit. med. Journ., 1882, 15 juillet, p. 102.
36. V	F. 4 ans.	Van der Hoeven (2°). 28 septembre 1882.	R. cic. (NaHO).	Incision le long du rebord costal. Sutures avec la soie de Czerny.	Mort de péritonite le 12e j. (déchirure d'une anse intestinale prise dans les sutures.	In Vitringa. Loc. cit., p. 98.
37. H	F. 45 ans.	Albert. novembre 1882.	R. syphilitique.	Opération au thermo-cautère, faite en plusieurs temps, dure 1 mois.	Guérison. 5 mois après, malade bien portante.	Bull. et mém. Soc. chir., N. S., T. IX, p. 227.
38. H	F. 12 ans.	Schattauer. 29 janvier 1883.	R. cic. (SO^4H^2), 2 rétr.: 1° au tiers sup. œsoph.; 2° au niv. du cardia.	Estomac ouvert 6 jours après. Dilatation rétrograde.	Guérison. 10 mois après, malade bien portante.	Przeglad Lekarski, Krakow, 1883, T. XXII, p. 621.
39. V	H. 44 ans.	Bergmann. 29 janvier 1883.	R. cic. (KHO), 2 rétrécissem.: 1° partie sup. œsoph.; 2° au niveau du cardia.	Incision de 14 cent. le long du rebord costal; ouverture immédiate de l'estomac par incision de 5-8 cent.; fermeture de la pustule 4 m. ap.	Guérison. 8 mois après, bien portante.	Berl. Klin. Wochenschrift 1883, 29 octobre, n° 44. Wien. med. Blätter, 1883 p. 1347.
40. H	H. 42 ans.	Patzelt. 18 avril 1883.	R. p. compression gangl., bronchiques.	Incision transversale de 5 c. allant de la ligne blanche au point d'insertion de la 9e côte.	Guérison. Mort de pneum. 55 jours après.	Wien. med. Wochenschrift, 1883, n° 46, p. 1362.
41.	»	(suite).	Id.	»	Mort 8 jours après de congestion passive du poumon.	Rapportée par Gross, in Americ. Journ. med. sc., juillet 1884, p. 68.

N°°	SEXE et AGE	OPÉRATEUR et DATE de L'OPÉRATION.	NATURE et SIÈGE du RÉTRÉCISSEMENT.	DÉTAILS OPÉRATOIRES et ACCIDENTS.	RÉSULTATS.	BIBLIOGRAPHIE.
42. V	H. 30 ans.	Nicolaysen. 27 avril 1883.	R. cic. (NaHO), 2 rétr.: 1° au niv. cricoïde et à 37 cent. des inc.	Incision de 6 cent. à un travers de doigt du rebord costal, l'extrémité infér. de l'incision au niv. de l'ombilic.	Mort de pneumonie 6 j. après.	Norsk. Magazin, f. Laegevid. XIV B, 6° H., 1884, juin, p. 358.
43. H	H. 28 ans.	Dupont. 5 mai 1883.	R. p. induration annulaire, à 39 cent. des inc.	Incision de 5 cent. sous les fausses côtes gauches, estomac ouvert deux j. après.	Guérison. 8 mois après, bien portante.	Rev. med. sc., Suisse Romande, 1834, T. IV, p. 5. janv.
44. H	H. 43 ans.	Whithead-Reid. 10 mai 1883.	R. fibreux à 11 pouces des inc.	Anesthésie avec le bichlorure de méthyle, la partie d'estomac saisie appartient à la pie courbure.	Guérison. 8 mois après, bien portante.	The Lancet, 3 nov. 1883, T. II, p. 772.
45. V	H. 25 ans.	Lucas-Championnière. 21 août 1883.	R. cic. (HCl) toute l'étendue de l'œsop.	Incision au devant des fausses côtes, ne dépassant pas en bas la 8° (fistule près du pylore).	Mort le 4° jour, par asphyxie.	Bull. et mém. Soc. chir. N. S., T. IX, 1883, p. 772.
46. H	H. 46 ans.	John Fagane. Août 1883.	R. fibreux ?	Incision de trois pouces à 1 travers de doigt du rebord costal et à partir de l'app. xyphoïde.	Mort subitement 3 sem. après.	Brit. med. Journ., 4 oct. 1884. T. II, p. 648.
47. H	F. 27 ans.	Schede. 2 octobre.	R. cic. p. sup. du cou (caustique).	Estomac ouvert 8 jours après, 1 mois 1/2 après, œsophagostomie pour dilater le rétrécissement.	Guérison.	In Vitringa. Loco citato, p. 164.
48. V	H. 60 ans.	Demons. 26 octobre 1883.	R. fibreux (malade alcoolique) au niv. du cardia.	Incision de Labbé. On tombe sur le côlon transverse.	Mort de pneumonie après l'opération.	De la gastrostomie, par Dausse, Th. de Bord. 1884, p. 103.
49. H	F. 14 ans.	Hjort. 20 décembre 1883.	R. cic. (KHO), à 17 cent. des incis.	Estomac ouvert, 3 jours après dilatation rétrograde au moyen de l'électrolyse, fermeture de la fistule 5 mois après.	Guérison. 8 mois après, bien portante.	Norsk. magaz. f. Laegev. XIV, B. 7° H. juillet 1884, p. 96.
50.	H. 13 ans.	Sands. 21 mars 1884.	R. cic. (NaHO) (caustique).	Incision de 1 pouce 1/2, parallèle au bord inférieur gauche du thorax et à un travers de doigt au-dessous. Estomac ouvert 3 j. après.	Mort de péritonite.	New-York med. Journ. 1884, T. XXXIX, p. 534.
51. H	H. 47 ans.	John Fagane. Mars 1884.	R. fibreux au niv. du cardia.	Manuel op. indiqué.	Mort de collapsus 36 h. après.	Brit. med. Journ., 4 oct. 1884, T. II, p. 648.
52. H	F. 51 ans.	Mac-Namara. 14 mai 1884.	R. syphilitique à 12 ou 13 p. des incisives.	Incision à 3 pouces 1/2 à 1 p. 1/2 de l'app. xyphoïde, on tombe sur gros intest. Incision prolongée en haut, de 3/4 de pouce.	Guérison. 3 mois 1/2 bien portante.	The Lancet, 2 août 1884. T. II, p. 182.
53. V	F. 33 ans.	Prengrucher. 10 octobre 1884.	R. cic. (Mordine) à 38 cent. des incisives.	Incision de 4 cent., ne dépassant pas en bas le bord inf. de la 8° côte.	Mort d'épuisement 26 h. après l'op.	Inédite.

INDEX BIBLIOGRAPHIQUE

HAYES AGNEW. — *The Principles and Practice of Surgery*, t. I, p. 394. Philadelphie, 1878, in-8.

ELIAS (C.). — *Ueber Gastrotomie: Zur Anlegung einer Magenfistel*. Deutsche Med. Woch., 1880, t. VI, p. 329-333.

STATON (L.-L.). — *Gastrotomy or Gastrostomy*. North. Carol. Med. Journ., 1880, t. VI, 183-188.

LUTZ. — *Gastrostomy*. Saint-Louis Med. Journ., 1881, t. XLI, p. 128.

LANGENBUCH. — *Beitrage zur gastrostomie*. Berl. Klin. Woch., 1881, t. VI, p. 125.

USTARIZ. — *Indicaciones de gastrostomia, su importancia*. Bol. ofic. Acad. med. Madrid, t. I, p. 25-30, 1881.

CURETOV. — *Gastrostomy*. Brit. med. Journ., 1882, t. II, p. 1251.

BOCCI (B.). — An instrument for making gastric fistula. Tr. Internat. Med. Congr. Lond., 1881, t. I, p. 243-245.

SCHELKLY. — *Gastrotomie und irhe Anwendung von tiefgelegenen Œsopha-gusstriktur*. Wien. med. Wochensch, 1882, p. 1106.

TONSINI (T.). — *La puntura capillare dello stomaco per la iniezione nello stesso di sostanze liquide*. Gazz. d'osped. Milano, 1882.

KOCHER (T.). — *Zur Methodik der Magen und Darmnaht*, t. III, p. 523. Centralbl. f. ch., 1883, t. X, p. 713-718.

SVENSON. — *Gastrotomii*. Nord. Med. Ark. Stockolm, 1883, t. XV, n° 11, p. 7-14.

LAUENSTEIN. — *Zur Chirurgie des Magens*. Langenbeck's Archiv. t. XXVIII, p. 411, 1883.

FIEDLER. — *Zur Lehre von der Operationen am Magen*, thèse. Saint-Pétersbourg, 1883, in-8.

BLUM (A.). — *De la gastrostomie*. Arch. gén. de méd., 1883, t. II, p. 573-586.

HILBERT (O.). — Zur Geschichte der Gastrostomie. Deutsch. Arch. f. Gesch. d. Med. de 1884, t. VII, p. 177-183.

POULET et BOUSQUET. — *Gastrostomie*. In Traité de pathologie exerne, t. II, p. 824-825, 1885.

(1) Voir la bibliographie dans le cours de ce travail et celle du *Traité de la gastrostomie* de Petit.

TABLE DES MATIÈRES

Paris. — A. PARENT, imprimeur de la Faculté de médecine, A. DAVY, successeur, 52, rue Madame et rue Monsieur-le-Prince, 15.

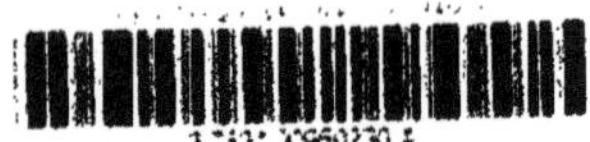

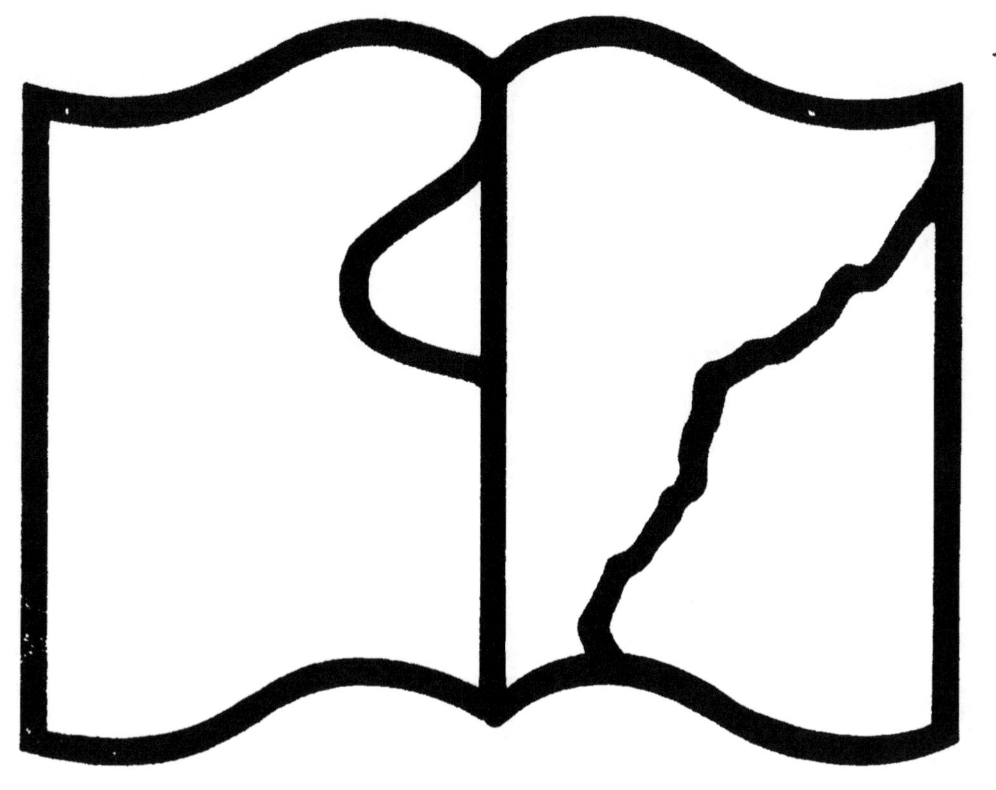

Texte détérioré — reliure défectueuse

NF Z 43-120 11

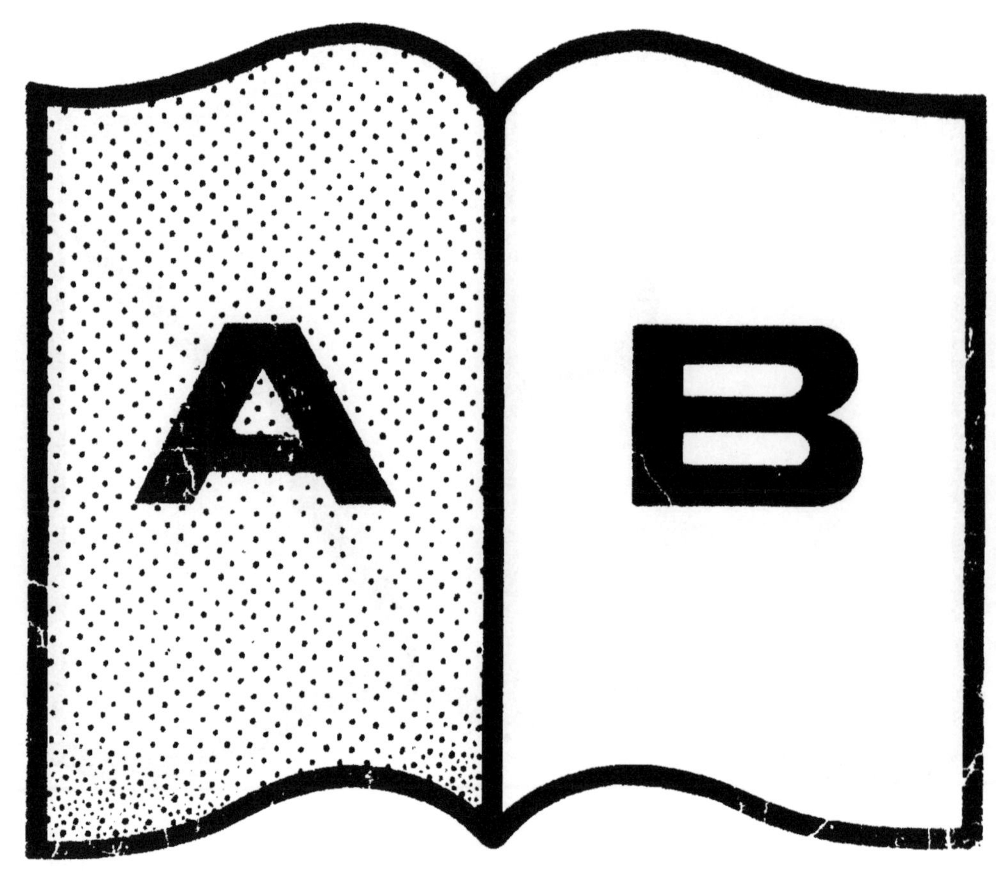

Contraste insuffisant

NF Z 43-120-14

www.ingramcontent.com/pod-product-compliance
Ingram Content Group UK Ltd.
Pitfield, Milton Keynes, MK11 3LW, UK
UKHW020838120726
13693UKWH00002B/711